PRIX : 50 CENTIMES

Bibliothèque contemporaine
DE
MÉDECINE PRATIQUE

PETITE
CHIRURGIE

Soins à donner dans les accidents.
Remèdes.
Pansements des plaies.—Coupures.
Contusions. — Brûlures. — Hémorragies.
Opérations diverses.
Contre-poisons. — Art Dentaire, etc.

PAR

Le Docteur FILLEAU
de la Faculté de Paris.

PARIS

ALCAN-LÉVY, IMPRIMEUR-ÉDITEUR
61, RUE DE LAFAYETTE

POSTE, *franco*, 60 CENTIMES

PETITE

CHIRURGIE

Paris. — Imprimerie Alcan-Lévy, 6I, rue de Lafayette.

Bibliothèque contemporaine

DE

MÉDECINE PRATIQUE

PETITE CHIRURGIE

PAR

LE DOCTEUR FILLEAU

de la Faculté de Paris

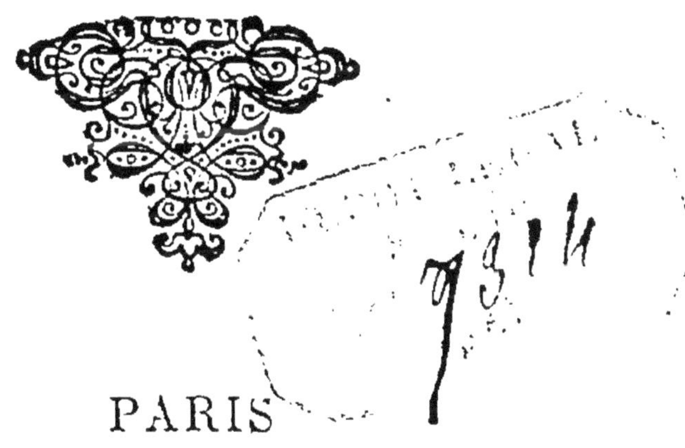

PARIS

ALCAN-LÉVY, IMPRIMEUR-ÉDITEUR

61, RUE DE LAFAYETTE, 61

1874

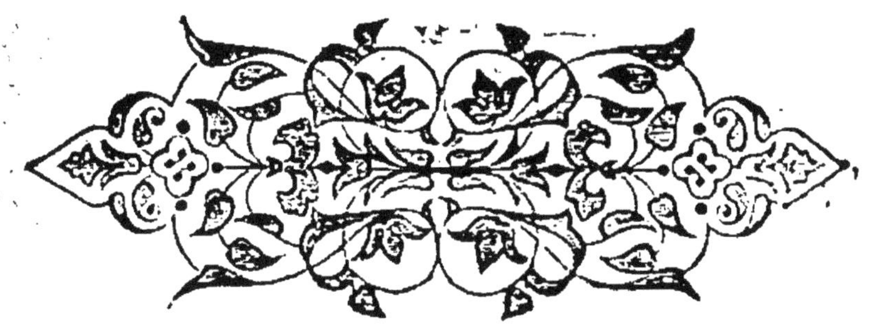

PRÉFACE

I L y a quelques années, M. Ch. Daremberg, le savant professeur de la
Faculté de médecine et du Collége
de France, écrivait « qu'il serait
utile, qu'à l'exemple de Descartes, le médecin
intervint pour donner au public des ex-
plications véritables, » et il ajoutait plus
explicitement encore : « Je ne crois pas qu'il
y ait nécessité ou utilité à tenir la médecine
dans un sanctuaire, à l'envelopper de mys-
tères; je ne crois pas non plus qu'il soit
impossible d'initier le public à quelques-uns
des secrets de l'anatomie, de la physiologie
et de la pathologie, puisqu'on a pu l'intéresser aux merveilles de la physique et de

la chimie, de l'astronomie et de l'histoire naturelle. » (DAREMBERG. Histoire de la Médecine, p. 343).

D'ailleurs, le goût croissant que tout le monde, en France, a pris, depuis quelques années, pour les publications scientifiques, le légitime succès de la bibliothèque nationale, en éditant les chefs-d'œuvre de la littérature et les excellents résultats obtenus par toutes les publications analogues, nous encouragent aujourd'hui à publier, dans les mêmes conditions, une bibliothèque populaire des sciences médicales.

Les éléments de l'anatomie et de la physiologie, les principes de la pathologie et de l'hygiène, la petite chirurgie, les maladies aiguës et chroniques, les affections du système nerveux, formeront autant de petits traités concis, rédigés avec clarté et méthode et pouvant être compris par tout le monde. Tous nos efforts convergeront sur le moyen de familiariser les gens du monde avec les grandes découvertes de la médecine moderne, de rendre compréhensible l'admirable mécanisme de nos organes et l'ensemble de leurs fonctions, qui constitue la vie.

N'est-il pas rationnel que les sciences médicales soient vulgarisées comme le sont déjà les sciences physiques dont les phénomènes ne sont plus un secret pour personne? Plus que jamais le public intelligent comprend la nécessité de l'instruction qui sera le plus puissant élément de notre régénération : De l'instruction pour tous, de la lumière partout, telle est aujourd'hui la devise générale. Répondons à ce grandiose besoin de savoir, en lui livrant les faits principaux de la science et de l'art de guérir, en soumettant à son jugement les prescriptions de l'hygiène, en mettant à sa portée les notions les plus exactes de la biologie.

Nous n'avons pas la prétention de faire de nos lecteurs des médecins; notre pensée est de faire une œuvre utile dont le but immédiat sera de combattre les erreurs et les préjugés, et de détruire, s'il est possible, les absurdités entretenues par l'ignorance, par la diffusion des vérités scientifiques.

Paris, juillet 1874.

Dr FILLEAU.

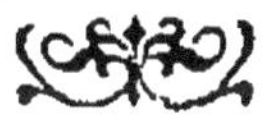

DÉFINITION

—

A *petite chirurgie* est cette partie de l'art chirurgical qui consiste dans la pratique, ordinairement facile, des petites opérations, des pansements, et dans l'application d'appareils, que le médecin fait journellement, ou dont il confie l'exécution au malade ou à son entourage.

La variété des cas qui relèvent de la petite chirurgie, le nombre si considérable d'affections que l'on peut prévenir ou dont on peut enrayer la gravité en usant en temps opportun de ses procédés, en font une science de première *utilité*, et si le médecin doit en connaître les règles, le malade doit être initié aux mille ressources qu'elle renferme. C'est ainsi que l'homme souffrant sera mis à l'abri des manœuvres dangereuses et des préjugés plus ou moins bizarres, issus de l'ignorance et de la superstition, qui, mis en pratique au début des maladies, transforment trop souvent les accidents les plus légers en affections des plus graves.

Cet ouvrage est divisé en cinq parties :

1° La première partie traite des *topiques*, ou remèdes que l'on applique sur la peau, tels que : pommades, glycérolés, cérats, onguents, emplâtres, cataplasmes. — Bains, douches, gargarismes, etc., etc.

2° *La deuxième partie* traite des *Pansements*, de la manière de les pratiquer dans les diverses circonstances: telles que contusions, coupures, plaies, brûlures, fractures, etc., etc. — Du panaris. — Du traitement des cicatrices, des moyens de les effacer; des moyens de faire avorter les pustules de la variole sur le visage. — Des furoncles ou clous; des soins à donner aux asphyxiés, noyés, pendus, etc.; des poisons et de leurs contre-poisons; de la position qu'il convient de donner aux parties blessées.

3° *Dans une troisième partie*, il sera question des hernies, des varices et des bandages, destinés à les contenir et à les guérir.

4° *La quatrième partie* est consacrée aux opérations qui relèvent, à proprement parler, de la petite chirurgie et que l'on est appelé à prescrire et à pratiquer tous les jours, souvent même lorsqu'on est étranger à l'art. — Nous citerons dans ce nombre les divers moyens de révulsion : sinapismes, vésicatoires, etc., etc.

5° *La cinquième partie* sera consacrée à *l'art dentaire*.

Première Partie

DES TOPIQUES

On donne le nom de *Topiques* aux médicaments qui ne sont employés qu'à l'extérieur du corps, à la surface de la peau, ou à l'entrée des orifices naturels, mais qui ne sont jamais administrés à l'intérieur, soit par le tube digestif, soit par introduction directe au moyen d'injections sous-cutanées ou d'injections dans les veines.

Ces médicaments sont employés sous diverses formes, molle, liquide, gazeuse ou solide.

Leur forme varie selon leur nature, selon l'emploi auquel ils sont destinés et selon les régions du corps où il faut les appliquer.

§ I. — TOPIQUES MOUS

Parmi les *topiques mous*, nous devons mentionner : les pommades, les cérats, les glycérolés, les onguents, les emplâtres, les cataplasmes, etc.

a. POMMADES

On donne le nom de *pommades* à des composés qui ont pour base de la grai ne de porc ou axonge, du beurre, de l'huile ou du suif, substances destinées à enfermer tel ou tel médicament.

Presque toutes les substances médicamenteuses peuvent être employées à l'état de pommade ; car c'est un axiome de physiologie, que la peau absorbe et laisse pénétrer dans le torrent circulatoire les substances qui sont mises en contact avec elle, si on place ces substances dans des conditions spéciales. C'est là le but des pommades. — Ce mode d'*administration* offre de grands avantages pour bien des médicaments, soit que la répugnance du malade s'oppose à ce qu'il puisse avaler la préparation, soit que l'estomac ne puisse la tolérer, ou bien qu'il ne faille agir que superficiellement sur une région peu étendue.

Ainsi, il très difficile d'administrer le sulfate de quinine aux enfants ; aussi a-t-on recours souvent aux frictions avec une pommade contenant du sulfate de quinine ; on pratique ces frictions sous les aisselles ou à la partie interne des cuisses, qui sont des régions où les follicules de la peau sont plus nombreux et où, par conséquent, la pénétration du remède est plus assurée.

Le catalogue des pommades en usage est fort étendu.

Nous avons au premier rang les pommades *calmantes* contenant de l'opium, de la belladone, du chloroforme, du camphre employés dans les douleurs et dans les névralgies.

Les pommades *résolutives* ou *fondantes*, préparées avec l'iodure de plomb, l'acétate de plomb, l'iodure de potassium, le mercure à l'état natif (onguent gris ou

napolitain, le précipité rouge. Ces dernières préparations sont recommandées contre les engorgements et les tumeurs.

Les pommades astringentes au tannin,
au ratanhia, à l'alun, etc.

Les pommades *excitantes* à la cantharide, au garou, à l'ammoniaque, au gin-
gembre, employées comme révulsives contre l'atonie des organes, les inflammations
profondes, les paralysies.

Pour employer les pommades, il faut les
étendre sur la peau en quantité suffisante,
afin d'imprégner la surface que l'on doit
oindre, sans qu'il en reste un excès,
ce qui n'en fait pas absorber davantage
par la peau.

Il faut, autant que possible, recouvrir
la partie que l'on vient de frictionner avec
un linge ou mieux un morceau de taffetas
ciré, mais il faut surtout se garder de pratiquer les frictions trop fortement, sous
peine d'augmenter la douleur et de provoquer une inflammation qui n'existait pas.

Les pommades ont joui d'un grand cré-
dit en thérapeutique, même dans l'antiquité, et elles constituaient presque toute
la médecine des Romains. Dans les fouil-
les de Pompéi on a retrouvé dans la maison dite du Chirurgien, à côté des divers
instruments, des pots de pommade rangés
en ordre méthodique.

b. GLYCÉROLÉS

Depuis quelques années, on emploie pour beaucoup de pommades la glycérine au lieu de la graisse, comme excipient. Lorsque la glycérine est mélangée avec de l'amidon, on obtient le glycérolé d'amidon.

La glycérine était connue depuis longtemps, lorsque, en 1845, elle fut employée comme topique, après des observations très intéressantes communiquées à l'Académie de médecine par MM. Demarquay et Denonvilliers. On sait que la glycérine se recueille le plus ordinairement comme résidu, dans les fabriques de bougies et dans les savonneries. Elle est alors mélangée à une grande quantité d'eau et d'acide chlorydrique qu'il faut éliminer.

Les glycérines du commerce contiennent de plus ou moins grandes quantités de chaux, d'acide chlorydrique ou d'acide sulfurique. Eilles rougissent la peau et occasionnent de vives douleurs lorsqu'on les emploie dans le pansement d s plaies.

La glycérine pure ne contient ni chaux, ni acides sulfurique et chlorydrique, et bien que présentant une réaction acide au papier de tournesol, elle n'occasionne jamais la moindre douleur ni la moindre cuisson, c'est ce qui en a fait recommander l'usage, tant pour les pansements que pour les soins de toilette.

La glycéroline de Léchelle est la préparation qui nous paraît le mieux convenir à ces usages journaliers.

Les pansements par la glycérine ont donné les résultats les plus satisfaisants dans les cas de plaies de mauvaise nature ou dans les plaies compliquées de pourriture d'hôpital, et dans la plupart des ulcérations du col de l'utérus.

Le *glycérolé ioduré* ne tache pas le linge comme les autres préparations du même ordre, c'est là un avantage incontestable.

On ne saurait trop apporter de circonspection dans l'emploi de la glycérine en chirurgie, sa composition étant très variable et pouvant donner les résultats les plus opposés.

c. CÉRATS

Les cérats appartiennent à l'ancienne pharmacopée, et s'ils sont encore employés dans les pansements, ce n'est que grâce à la force de l'habitude.

Ils sont composés d'eau, de cire, de miel, et présentent la consistance de ce dernier. Ils sont blancs ou jaunes, selon que l'on emploie pour leur préparation de la cire blanche ou jaune.

Ils servent à enduire les linges *troués* ou *fenêtrés* que l'on applique sur les plaies en pleine suppuration. Ces linges sont des compresses criblées de trous destinés à laisser passer les produits de la suppuration, qui sont absorbés ensuite par la couche de charpie que l'on place sur le linge troué. Le cérat n'a d'autre but que d'empêcher l'adhérence du linge à la plaie ; ce linge peut être ainsi enlevé quand on renouvelle le pansement, sans arracher ni faire saigner les bourgeons charnus qui couvrent la plaie lorsqu'elle est en voie de cicatrisation.

Souvent le cérat sert d'excipient, comme l'axonge, à des principes médicamenteux.

En y ajoutant du tannin, de la quinine, du soluté Léchelle, de l'extrait de Saturne, on lui donne des propriétés résolutives.

Le *cérat opiacé* contient du laudanum, le *cérat soufré* du soufre lavé, le *cérat mercuriel* renferme de l'onguent napolitain. Si on mélange dans de certaines proportions une solution d'iodure de potassium avec du cérat, on obtient un *cérat iodé* qui se conserve beaucoup plus longtemps que les pommades iodées, qui sont un puissant résolutif contre les engorgements des glandes.

d. ONGUENTS

Les onguents diffèrent des pommades, en ce qu'ils contiennent des résines ou des huiles essentielles, substances qui n'entrent jamais dans la composition des pommades. Les onguents sont plus consistants que les pommades, et doivent être chauffés avant d'être étendus sur la peau.

Les onguents les plus usités sont l'*onguent Styrax* qui est un stimulant efficace contre l'atonie des plaies, l'*onguent Basilicum*, l'*onguent de la mère* et l'*onguent Canet* qui jouissent encore d'une grande popularité comme maturatifs, surtout pour hâter la suppuration des panaris.

Nous devons dire ici que, dans ce dernier cas surtout, ces onguents sont plus nuisibles qu'utiles en venant en aide à la pusillanimité de certains malades atteints de panaris qui, voulant éviter le bistouri, perdent leur doigt et quelquefois leur avant-bras.

Le seul moyen qui, jusqu'à présent, ait réussi à faire avorter les panaris, c'est l'application, dès le début, de plusieurs couches de collodion élastique de Chaumelle. — Lorsque le doigt est enflammé, que la rougeur s'étend, et que l'on commence à ressentir des douleurs lancinantes, on enduit trois fois par jour la partie malade avec ce collodion, et, dès le jour même, l'inflammation s'éteint et la douleur cesse.

e. LES EMPLATRES

Les emplâtres sont des onguents chargés de substances métalliques que l'on étend sur un morceau de peau ou sur un morceau de toile et que l'on applique sur le corps pour les y laisser à demeure pendant un temps plus ou moins long.

Le diachylon est le type des emplâtres. Il contient de la litharge. On a fait aussi un diachylon à base de zinc qui semble offrir de grands avantages sur le premier.

Les emplâtres répondent à un grand nombre d'indications et sont divisés par là même en plusieurs catégories :

1° Les emplâtres *résolutifs* (emplâtres

de savon, de vigo ou mercuriels, de ciguë, etc.). On les applique sur les glandes engorgées ou sur les tumeurs que l'on se propose de *résoudre* ou de faire fondre.

2° Les emplâtres *calmants* (emplâtre opiacé ou mouche d'opium, emplâtre belladoné, etc.). On les emploie dans les névralgies et sur les tumeurs douloureuses. L'emplâtre ou mouche d'opium, collé à la tempe sur le trajet du nerf temporal, calme les névralgies pourvu qu'elles ne tiennent pas à une cause trop ancienne.

3° Les emplâtres excitants (emplâtre de poix de Bourgogne, emplâtre stibié, d'huile de croton).

Ils sont recommandés quand on veut obtenir une révulsion lente. On les laisse à demeure pendant plusieurs jours pour remédier aux inflammations profondes (bronchites, catarrhes, etc.).

ſ. CATAPLASMES

Parmi les moyens employés pour combattre l'inflammation, quelle que soit sa nature, quelle que soit sa forme, il n'en est point de plus héroïque que le cataplasme.

Les cataplasmes sont faits de poudres,

de farines ou de feuilles délayées, de manière à en faire une bouillie épaisse que l'on étale entre deux linges aussi fins que possible et mieux entre deux mousselines et que l'on applique sur la partie enflammée.

Les cataplasmes sont *simples* ou *composés*.

Les cataplasmes simples sont faits de farine et d'eau. Si l'on ajoute à ces deux substances des principes médicamenteux, calmants, excitants ou résolutifs, on obtient des cataplasmes composés.

Les liquides employés pour faire les cataplasmes sont : l'eau bouillante simple, les décoctions de guimauve, de sureau, de pavot, de morelle, etc., etc.

La pâte est faite le plus ordinairement de farine de lin.

Depuis quelques années, on emploie de préférence à la farine de lin, la fécule de pommes de terre, qui ne contient pas, comme la farine de lin, une huile essentielle qui rancit rapidement et donne presque toujours lieu à des éruptions d'acné, à des furoncles, qui viennent compliquer l'inflammation au lieu de la combattre. Bien des érysipèles dont on cherche vainement l'origine n'ont souvent d'autre cause.

Les feuilles de plantes médicinales sont souvent employées dans la confection de ces topiques. Les cataplasmes de feuilles de *datura stramonium* calment parfois les névralgies de la face les plus rebelles. Il est toujours utile de prolonger l'ébullition d'un cataplasme et de le faire *cuire*.

Pour mesurer le degré de chaleur que peut supporter la peau, il suffit de mettre le cataplasme sur le dos de la main. Si la chaleur que l'on ressent n'est pas intolérable, le cataplasme peut être appliqué impunément.

Les vertus du cataplasme ont été reconnues de tout temps et elles ont servi de prétexte aux pratiques les plus répugnantes, telles que les applications de pigeons coupés en deux, de viscères fumants d'animaux, de vers de terre, de peaux sanglantes. Il n'est pas très rare de rencontrer encore dans le public ignorant des pratiques aussi absurdes.

La température ordinaire du cataplasme est de 30 à 35°. Elle doit être équilibrée avec celle du corps qui est de 37° environ. Leur épaisseur ne doit pas dépasser de 2 à 3 centimètres. Trop minces, ils se dessèchent promptement ; trop épais, ils fatiguent de leur poids la partie malade.

Les cataplasmes sont souvent arrosés de laudanum. Il est préférable dans ce cas de verser sur la peau même la dose de laudanum, pour éviter que la majeure partie du médicament soit absorbée par le cataplasme sans profit pour le malade.

On emploie de la même façon l'alcool camphré, l'huile de camomille camphrée qui rendent de si grands services dans les affections inflammatoires du ventre, chez les enfants surtout.

Les avantages que l'on retire de l'emploi des cataplasmes sont malheureusement contrebalancés par les inconvénients et les difficultés auxquels on se heurte dans leur préparation. D'abord, il est difficile de conserver la farine de lin à l'état frais. Les cataplasmes doivent, en outre, être fréquemment renouvelés. Mais leur plus grand inconvénient, c'est d'être lourds et de ne pas pouvoir dans bien des cas être supportés à cause des douleurs intolérables qu'ils causent au malade.

Ainsi, dans les cas de péritonite, dans les affections du ventre, dans la goutte, dans le rhumatisme articulaire, où le cataplasme est indispensable au traitement, on est obligé d'y renoncer et d'avoir recours à des compresses imbibées d'un liquide émollient (eau de guimauve), etc. C'est pour parer à ces inconvénients que la toile Hamilton a été imaginée.

Les compresses imbibées ne sont pas d'un usage pratique, car elles se refroidissent rapidement.

Les substances médicamenteuses (laudanum, huile camphrée, etc.), dont on enduit les parties malades, agissent d'autant plus énergiquement sous la toile Hamilton que celle-ci empêche leur évaporation.

Outre que la *toile-cataplasme* Hamilton remédie aux inconvénients de l'ancien cataplasme, pesant, incommode, on trouve un grand avantage dans la simplicité et la rapidité de sa préparation. Il suffit de tremper la toile Hamilton dans l'eau chaude pour avoir à la minute un cataplasme *léger*, onctueux, emollient et se moulant bien sur toutes les régions où il est souvent impossible d'appliquer le gâteau de farine de lin, comme dans le creux de l'aisselle, dans les espaces interdigitaux, dans les replis profonds de la peau.

On ne voit jamais apparaître sous le cataplasme Hamilton ces démangeaisons et ces éruptions de boutons, dont nous avons parlé plus haut et qui se développent toujours sous l'influence de la farine de lin, pour peu que l'on en prolonge l'emploi au-delà de vingt-quatre heures.

Le cataplasme Hamilton doit être recouvert de la toile de baudruche imperméable, qui se trouve dans toutes les boîtes; sans cette précaution, il perdrait trop rapidement sa chaleur et son humidité ; en se desséchant et en se refroidissant, il devrait être constamment renouvelé, ce qui constitue encore un des défauts du cataplasme ordinaire.

Il faut toujours avoir en réserve, chez soi, des cataplasmes Hamilton et des feuilles de sinapismes Rigollo. On est ainsi armé contre presque tous les accidents qui signalent l'invasion des différentes maladies.

Cette précaution est d'autant plus facile à prendre, que la toile Hamilton ne s'altère pas.

La baudruche Hamilton, en dehors du rôle qu'elle est appelée à jouer dans l'application des cataplasmes, peut avoir d'autres emplois utiles. Elle peut, grâce à sa flexibilité, être appliquée sur la peau dans le cas où l'on veut retenir la transpiration à sa surface et produire ainsi un véritable bain de vapeur, utile dans différentes douleurs rhumatismales, dans les douleurs articulaires de la goutte, dans les points de côté, les zona, dans certaines formes d'eczéma avec démangeaisons nocturnes qui sont rapidement éteintes par l'application d'une toile imperméable.

Les remarquables travaux de M. le professeur Hardy et du Dr Guibout, tous les deux, médecins de l'hôpital Saint-Louis, ont démontré l'efficacité incontestable des tissus imperméables pour la guérison des affections dartreuses et en particulier des eczémas.

La seule précaution indiquée pour la conservation de cette baudruche, c'est de la tenir à l'abri d'une trop grande chaleur qui aurait pour effet de la désagréger. Elle est faite pour supporter le degré de température que peut supporter le corps humain. Lavée à l'eau froide, elle peut servir plusieurs fois.

Nous nous sommes étendu sur ce sujet dont l'importance découle naturellement de la pratique journalière.

§ II. — TOPIQUES LIQUIDES

L'emploi des liquides dans les pansements des plaies donne les plus heureux résultats.

Si on emploie le liquide en imprégnant une ou plusieurs compresses que l'on applique sur la partie malade, ce procédé prend le nom d'*imbibition* ; si, au contraire, on fait couler le liquide d'une manière continue sur la blessure, ce procédé s'appelle l'*irrigation*.

Les liquides dont on se sert pour imbiber les linges de pansement sont l'eau simple ou coupée d'alcool et d'alcool camphré, l'eau légèrement étendue de soluté Léchelle, d'extrait de saturne, de décoction de quinquina, de guimauve, etc., etc.

Il faut avant tout éviter que les linges ou la charpie mouillée que l'on maintient appliqués sur la partie malade soient maintenus constamment humides, afin de combattre la vive douleur que produit le dessèchement.

Les linges mouillés enveloppés d'une toile imperméable parent à ces inconvénients.

La température du liquide doit, autant que possible, être maintenue entre 18 et 20 degrés.

a. LES IRRIGATIONS

Les irrigations consistent à faire couler continuellement un filet d'eau sur les parties blessées en les disposant de façon à ce qu'elles soient seules en contact avec le liquide, les autres parties du corps étant préservées. Il est toujours facile d'installer un appareil de ce genre.

Les *irrigations* doivent-elles être faites avec l'eau froide ou avec l'eau tiède ? Les chirurgiens ne sont pas encore d'accord sur ce point.

On doit à cette méthode des cures nombreuses et des plus extraordinaires. C'est surtout dans les cas de fractures compliquées de plaies pénétrantes, de blessures par armes à feu, d'écrasements des doigts, que l'on obtient les plus beaux résultats.

Il faut toutefois signaler les inconvénients qui s'attachent à cette pratique. Tous les blessés ne supportent pas également bien le contact continu d'un courant d'eau; chez beaucoup d'entre eux, il occasionne des malaises et des frissons; quelquefois les irrigations deviennent tellement douloureuses qu'elles doivent être supprimées, souvent aussi elles maintiennent les plaies dans un état d'atonie telle, qu'elles ne font aucun progrès vers la cicatrisation.

On fait des irrigations ailleurs que sur les téguments. Elles servent à nettoyer ou à porter des substances médicamenteuses dans différents organes comme la vessie, le rectum, etc., etc.

b. IMMERSION

Il existe, dit Percy, des affections extérieures dans lesquelles la chaleur est si développée qu'elle sèche en peu de temps les compresses les plus épaisses et les plus humides.

Si alors le malade peut être plongé dans un bain, rien ne pourra mieux réussir à contenir la fougue des propriétés vitales et à ramener dans l'organisme le calme et la sécurité.

Les immersions apaisent surtout la douleur. Elles sont, en outre, un puissant auxiliaire pour combattre l'inflammation.

c. GLACE

L'emploi de la glace ne saurait être trop recommandé.

La glace, dans le traitement de beaucoup de maladies est un médicament de *première nécessité*. Outre le bien - être qu'elle procure au malade dévoré par la soif ou consumé par a fièvre, que d'affections cérébrales, que de péritonites et autres inflammations du ventre enrayées par l'usage de la glace. C'est le seul agent qui puisse à coup sûr arrêter les vomissements, quelles que soient leurs causes et surtout les vomissements incoercibles de la grossesse.

Dans la hernie étranglée, on voit souvent l'intestin, qui avait résisté à un taxis de plusieurs heures, rentrer dans la cavité abdominale après l'application d'un simple morceau de glace. J'ai eu l'occasion de voir plusieurs fois des hémorragies utérines consécutives à l'accouchement qui, sans le secours de la glace, auraient été fatalement suivies de mort : et de même pour toutes les hémorragies. Quel puissant moyen d'anesthésie ! Non seulement le médecin, mais encore toute personne en mesure de s'entourer des précautions les plus élémentaires, devraient avoir constamment de la glace sous la main. Les maisons de secours devraient toujours en être pourvues. On voit des régions entières où elle est inconnue et où il n'y a même pas à songer à l'employer, et cependant il existe des appareils qui permettent d'en fabriquer en très peu de temps et sans grande dépense.

L'application de la glace sur un point quelconque du corps doit être surveillée attentivement, parce qu'il ne faudrait pas, par un contact trop prolongé, pousser le réfroidissement jusqu'à la congélation.

d. LINIMENTS

Tous les liniments ont pour base l'huile ou l'alcool, dans lesquels on fait dissoudre ou on mélange différentes substances actives.

Les liniments rendent de grands services dans le traitement des douleurs rhumatismales, des douleurs de la goutte et des névralgies. Ils sont d'un emploi facile et demandent seulement à être étendus *loco dolenti* sans qu'il soit nécessaire de frotter ni d'appuyer fortement. Le liniment connu sous le nom de *friction de Bonnefond* est un des plus actifs et un de ceux dont les résultats sont les plus constants.

e. COLLUTOIRES

Les collutoires sont les médicaments réservés au traitement des maladies de la bouche, des gencives, de la langue et du pharynx.

Leur composition est toujours la même comme excipient : eau, miel rosat et borax, alun, chlorate de potasse, acide chlorydrique ; cette dernière substance ne doit pas être employée sans ordonnance.

Ils sont surtout usités dans la médecine de l'enfance, où les inflammations de la bouche sont fréquentes et toujours fécondes en complications fâcheuses.

Pour employer un collutoire, on fait un pinceau de charpie et, après l'avoir trempé dans le médicament, on badigeonne tout l'intérieur de la bouche, des joues et les gencives.

FORMULES DE COLLUTOIRES :

1º Contre le muguet des nouveau-nés :

Miel rosat. . . . . . . 30 grammes.
Bórax. . . . . 4 —

2º Contre les aphtes en général et contre les inflammations de la bouche chez les fumeurs :

Miel rosat.. . . . . . . 30 grammes.
Chrorate de potasse. . 4 —

A employer matin et soir.

f. GARGARISMES

Les gargarismes sont des liquides simples ou médicamenteux dont on se sert pour baigner la gorge.

Les gargarismes ont l'inconvénient de n'atteindre presque jamais les régions malades auxquelles ils sont destinés. Lorsque dans une angine la gorge est tuméfiée, le voile du palais forme un obstacle infranchissable, le malade peut à peine ouvrir la bouche, empêché qu'il est par le gonflement de la région parotidienne, et les efforts qu'il fait pour faire franchir au liquide l'isthme du gosier, lui causent un accroissement de malaise et de douleur, sans lui apporter en échange le moindre soulagement.

Aussi prescrivons-nous toujours, quand nous ne les pratiquons pas nous-même, des injections faites dans le fond de la gorge au moyen d'un irrigateur chargé du principe médicamenteux dont on veut faire usage.

Dans les maladies chroniques de la gorge, lorsqu'il s'agit de faire usage d'eaux médicamenteuses, on emploie la *pulvérisation*, à laquelle nous avons consacré un chapitre plus loin à propos des granules sulfo-acidules de Thommeret-Gélis et du pulvérisateur de Marinier.

Les substances les plus variées sont employées en gargarismes : la décoction de feuilles de ronces, les eaux chargées d'alun, de borax, de chlorate de potasse, etc.

Au premier rang, nous devons placer le citron pur qui donne d'excellents résultats, surtout dans des cas d'angine couenneuse.

C'est dans ce cas qu'il convient de porter le liquide directement sur les parties malades, au moyen d'une éponge préalablement imbibée et fixée solidement au bout d'un bâton.

Cette opération peut être pratiquée même par la main la moins expérimentée; la région n'offrant aucune susceptibilité, il n'y a aucun accident à redouter.

FORMULES DE GARGARISMES :

1° Contre le mal de gorge à son début :

Eau tiède.. . . . . . 1 verre.
Alun en poudre.. . 1 cuillerée à café.
Répéter toutes les quatre heures.

2' Contre les maux de gorge avec aphtes ou enrouement :

Eau tiède.. . . . . . 1 verre.
Chlorate de potasse.. 1 cuillerée à café.

Répéter toutes les trois heures.
Ces formules peuvent être administrées en gargarisme ou en injection.

g. INJECTIONS

Lorsqu'on introduit un liquide au moyen d'une seringue dans une cavité naturelle ou accidentelle, on pratique une *injection*.

Les injections faites dans le rectum prennent le nom de *lavements*.

Les injections sont faites soit avec de l'eau simple pour laver et déterger, soit

avec un liquide désinfectant, eau phéni-
quée, permanganate de potasse; soit
avec un liquide désinfectant, le soluté
Léchelle, soit avec un liquide médicamenteux, la teinture d'iode.

Il n'existe point de cavité naturelle pour
laquelle la pratique des injections ne soit
d'un grand secours dans le traitement des
affections dont, en partie, elles sont souvent
le siége.

C'est ainsi que l'on injecte des liquides
dans le canal de l'urètre, dans la caisse
du tympan, dans l'oreille proprement dite.

h. LES LAVEMENTS

Les lavements ne sont autre chose que
les injections faites dans le rectum et le
gros intestin. Ils ne peuvent atteindre l'intestin grêle par suite de la disposition anatomique de la valvule ileo-cœcale, qui
unit les deux portions du tube digestif et
qui a été appelé longtemps la barrière des
apothicaires.

Les lavements rendent de grands services en hygiène et en thérapeutique, surtout depuis que les instruments perfection-
nés en ont rendu l'emploi si facile.

Les lavements froids constituent un des meilleurs moyens de combattre la constipation et les vertiges qui en résultent. Les lavements chauds doivent, au contraire, être proscrits pour cet usage, car ils affaiblissent les fibres élastiques de l'intestin dont ils paralysent, en quelque sorte les fonctions contractiles.

Les lavements sont d'un grand secours dans la médecine de l'enfance.

C'est un moyen très sûr et très pratique d'administrer bien des médicaments tels que la quinine, les préparations vermifuges, etc. Presque toutes les substances peuvent être données par cette voie : le laudanum, la belladone, le tabac dans les hernies étranglées, les préparations purgatives, le nitrate d'argent.

Ces lavements contenant ces substances sont les lavements *médicamenteux* qui ne peuvent être administrés sans ordonnance du médecin.

Souvent aussi, dans certaines affections du tube digestif, on administre des lavements alimentaires de lait, de bouillon, de vin, et l'on arrive ainsi, parfois, à gagner un temps plus ou moins long, mais toujours très précieux.

FORMULES DE LAVEMENTS :

1° Lavement amidonné :
Eau tiède. . . . . 1 verre.
Amidon ordinaire cru.   1 cuillerée à bouche.
(Contre la diarrhée.)

2° Lavement au sel marin :
Sel marin. . . . . . . 1 cuillerée à bouche.
Eau tiède. . . . . . 1 verre.
(Purgatif utile dans les congestions de la
tête.)

3° Lavement laudanisé :
  Eau tiède. . . . . 1/2 verre.
  Laudanum Sydenham. .   12 gouttes.
(Contre la diarrhée avec coliques.)

4° Lavement vermifuge :
Eau tiède. . . . . 1/2 verre.
Suie de cheminée. .   2 cuillerées à café.

5° Lavement purgatif :
Feuilles de séné.. . . . . . .   15 grammes.
                                (1/2 once.)
Faites bouillir dans :
  Eau.. . . . .   1 verre.
Ajoutez :
Sulfate de soude. . . . . .   15 grammes.
                              (1/2 once.)

6° Lavement huileux :
  Huile d'olives. . . . . . .   6 cuillerées.
  Eau tiède. . . . .   1/2 verre.
  Jaune d'œuf. . . . . . .   1.
(Contre la constipation avec coliques.)

1. BAINS.

On donne ordinairement le nom de *bain* au milieu dans lequel on plonge le corps tout entier ou en partie.

Presque tous les bains sont donnés avec de l'eau, soit à l'état liquide, soit à l'état de vapeur. — On donne aussi des bains avec des substances sèches, telles que le sable, le son.

Les bains constituaient une des jouissances les plus recherchées des Romains, qui leur attribuaient une influence très marquée sur la santé, comme le témoigne ce passage de Pétrone : « Les bains, le vin, l'amour, détruisent notre corps; les bains, le vin, l'amour, entretiennent la vie. » Les Thermes de Caracalla, dont on voit encore les ruines à Rome, pouvaient contenir jusqu'à trois mille baigneurs.

On peut diviser les bains en *bains simples* et *bains médicamenteux*.

Les bains simples sont *froids*, *frais* ou *chauds*.

Lorsque la température est inférieure à 18°, c'est un bain *froid*. Ces bains rappellent le sang vers le centre de la circulation et peuvent causer des congestions graves. Cependant on peut ramener un membre con-gelé à la vie en le plongeant dans un bain froid que l'on chauffe peu à peu. En pareil cas, ce qu'il y a de mieux, ce sont des bains de neige que l'on fait fondre gra-duellement.

Les *bains frais* à une température de 20 à 26° sont employés surtout comme moyen hygiénique. On doit de préférence les prendre dans de l'eau courante, bains de rivière, bains de mer. Ces derniers jouent un grand rôle dans l'hygiène qui convient à notre vie moderne, et ils devien-nent le correctif presque indispensable de la vie excessive à laquelle nous sommes fatalement condamnés.

Les *bains chauds* sont ceux que l'on emploie le plus souvent en thérapeutique : ou les prend simples ou chargés de prin-cipes médicamenteux.

Ces bains émollients adoucissent la peau, en dilatent les pores, favorisent les sueurs, calment l'état nerveux.

Les bains médicamenteux sont très nombreux—qu'ils soient chargés de prin-cipes minéraux et pris aux sources natu-relles, ou de ces mêmes principes dissous dans l'eau de la baignoire, il est évident que l'absorption du principe médicamen-teux n'en a point moins lieu, et que les effets n'en sont pas moins efficaces.

Les bains médicamenteux qui répondent aux besoins journaliers et qui jouent le plus grand rôle en hygiène aussi bien qu'en thérapeutique, sont les bains sulfureux et les bains minéraux.

1° *Bains sulfureux.*

Le soufre a été employé en médecine dès la plus haute antiquité. Dioscoride et Pline en ont longuement décrit les bienfaits. Galien envoyait ses phthisiques en Sicile pour y respirer l'air sulfureux des volcans. Depuis lors, le soufre est entré dans la composition d'une foule de médicaments et sous toutes les formes.

Les propriétés thérapeutiques des eaux sulfureuses ne sont contestées par personne.

Employées en boisson ou en bains, dit le professeur Bouchardat, « elles excitent « le tissu cutané, favorisent la transpira- « tion, ravivent les chairs tombées dans « l'atonie, facilitent la cicatrisation des « plaies et rétablissent la souplesse des « tendons et des muscles. »

Les bains sulfureux sont d'un usage très répandu contre la plupart des affections de la peau et surtout contre les affections anciennes et rebelles.

On emploie ordinairement pour préparer les bains sulfureux, le *foie de soufre*, à la dose de 100 grammes pour une baignoire ordinaire. On a aussi conseillé le monosulfure de sodium cristallisé. Mais ces produits, bien qu'ils aient donné des résultats utiles, ne sont pas à l'abri de toute critique.

Les foies de soufre sont variables dans leur composition, et la manière dont ils sont employés dans les établissements de bains ne donne aucune garantie d'efficacité.

Le monosulfure de sodium ou sulfhydrate de soude présente encore de plus grands inconvénients : cette substance exerce sur les tissus une action corrosive, supérieure même à celle de la potasse caustique, et elle peut donner naissance à des accidents graves et à des affections de la peau lorsqu'on en fait usage.

Nous devons aux savantes recherches de M. Thommeret-Gelis, recherches faites d'après les analyses du D' Fontan, médecin des eaux de Luchon, et de M. Bechamp, professeur à la Faculté de Montpellier, l'introduction dans la thérapeutique d'un sel qui, offrant tous les avantages des principes sulfureux, ne présente pas les inconvénients que nous venons de signaler.

Ce sel est le *sulfhydrate de sulfure de sodium,* c'est-à-dire le sulfhydrate de soude saturé d'acide sulfhydrique. Nous ne pouvons faire mieux que de citer ce que dit à ce sujet M. le professeur Bouchardat, dans son *Annuaire de Thérapeutique et de matière médicale* de 1874 : « Si l'on veut se rapprocher autant que « possible de la composition des eaux sul- « furées sodiques des Pyrénées, on doit « adopter le sulfhydrate de sulfure de so- « dium, comme l'a fait judicieusement « M. Thommeret-Gelis. »

M. Thommeret-Gelis prépare avec ce sel des bains, un sirop, des granules, qu'il a appelés, à cause de leur composition, sulfureux acidules, par abréviation *sulfo-acidules*, et qui répondent à toutes les indications de cette précieuse médication sulfureuse.

Nous aurons l'occasion de parler des granules des dragées, au chapitre de la pulvérisation. Les bains *sulfo-acidules* ont sur les bains sulfureux ordinaires l'avantage de ne pas produire l'irritation de la peau et des tissus, irritation qui oblige souvent le médecin à en suspendre l'emploi, — surtout chez les femmes et chez les enfants. Ils n'irritent pas les blessures comme les anciens bains, et on peut y plonger les malades atteints d'affections aiguës de la peau sans provoquer la moindre douleur.

Pour préparer un bain sulfo-acidule, voici comment on procède : On verse dans la baignoire contenant, de l'eau le contenu du flacon ou la quantité indiquée par le médecin. La moitié ou le quart pour les enfants, selon l'âge.

En *lotions*, la valeur d'une cuillerée à café suffit pour un verre d'eau.

Ces bains, quoique n'altérant pas les métaux et les tentures autant que les anciens bains sulfureux, devront cependant être pris avec les mêmes précautions. On emploiera exclusivement les baignoires de zinc, de fonte émaillée ou de bois.

Suivant l'opinion de Bouchardat, ils rendent les plus grands services dans les rhumatismes chroniques, dans la goutte, dans le traitement des dartres, des manifestations externes de la scrofule. Ce sont de très utiles agents pour détruire les parasites qui s'attaquent à la peau et dans les cas d'intoxication saturnine (empoisonnement par le plomb), connue chez les peintres et les ouvriers qui emploient la céruse et les sels de plomb, pour neutraliser le plomb absorbé.

Quant au traitement de la chorée ou danse de Saint-Guy, leur efficacité est établie depuis longtemps et repose sur un grand nombre de faits. (*Trousseau.*)

Les eaux sulfureuses pulvérisées sont

considérées maintenant comme le moyen le plus efficace, le plus sûr contre les affections des voies respiratoires. Elles tiennent le premier rang dans le traitement

1° du catarrhe simple du nez, de la gorge et des yeux ;

2° des granulations de la gorge avec enrouement simple ou extinction complète de la voix ;

3° dans la phthisie pulmonaire et la bronchite chronique ;

4° dans l'intoxication saturnine (empoisonnement par le plomb), chez les ouvriers qui font usage de céruse, litharge, etc.

Mais il n'appartient qu'à quelques privilégiés d'aller puiser le remède à ses sources et combien de malades ne peuvent songer à se rendre aux Eaux-Bonnes, à Cauterets, à Barèges ou à Luchon. Ces eaux, expédiées au loin en bouteilles, perdent beaucoup de leur vertu, lorsqu'on les débouche pour les boire, et à plus forte raison pour les réduire en poussière, l'évaporation leur enlevant alors ce qui peut leur rester de leurs propriétés curatives.

Avec les granules ou dragées *sulfo-acidules*, préparées d'après le procédé de Thommeret-Gelis, dont nous avons parlé plus haut, on sera toujours assuré d'avoir à sa disposition une eau contenant la dose

voulue de sulfhydrate de sulfure de sodium ; qu'il s'agisse de l'employer en boisson ou de la faire passer par le pulvérisateur.

Si l'on veut l'administrer en boisson ou
en gargarisme, chaque granule contenant
les éléments d'un verre d'eau sulfureuse
naturelle, un granule suffira pour préparer un verre. Si le malade éprouve, ce
qui se présente trop souvent, un dégoût
prononcé contre l'eau sulfureuse, il pourra
avaler la dragée et prendre un peu d'eau
par dessus. Ce mode d'administration est
des plus commodes et des plus usités.

Le liquide dans lequel on fera dissoudre
la dragée sera chaud ou froid, ou bien
coupé avec du lait, selon l'indication du
médecin.

Lorsqu'il s'agira de préparer l'eau pour
le pulvérisateur, cette eau devant présenter un degré plus grand de saturations,
on fera dissoudre jusqu'à quatre granules
par verre.

2° *Bains médicinaux.*

BAINS DE PENNÈS.

Parmi les *bains médicinaux*, nous devons mentionner les bains au sel de
Pennès.

Les substances qui entrent dans leur

composition ont été désignées par les analyses des différentes sources d'eaux minérales ; c'est ce qui explique l'efficacité incontestable de ces bains, au moyen desquels on obtient des cures aussi rapides et
aussi sûres qu'en envoyant le malade à la
source même.

Les eaux thermales ne guérissent que
par une action *dynamique*, analogue à
celle produite par l'électricité.

C'est l'opinion de tous les médecins
vieillis dans l'expérience pratique de nos
stations balnéaires. L'organisme excité
par ce mouvement spécial que développe
l'usage suivi des eaux, excitation à laquelle on a donné le nom de *fièvre ther-
male*, retrouve alors toute sa puissance de
réaction contre la maladie, *et ainsi s'explique la variété des maladies qui guérissent à une même source.*

Mais la majeure partie des malades ne
pouvant bénéficier de ces salutaires propriétés des eaux thermales, on a dû chercher à les indemniser de leur mauvaise
fortune : tel est l'heureux résultat auquel
on est arrivé avec le *sel de Pennès*, qui
sert à préparer des bains minéraux arti-
ficiels, capables de provoquer librement et
d'une manière graduée cette stimulation
spéciale déterminée par l'usage des eaux
minérales naturelles.

Les éléments végétaux et minéraux des Bains Pennès sont absorbés par la peau à la faveur d'un sel spécial contenu dans leur préparation. Leur action stimulante et vivifiante sur le sang, dès qu'ils ont pénétré dans le torrent de la circulation, est due à l'addition d'huiles volatiles (des labiées) et du principe actif du *delphinium*, si puissant pour détruire les animalcules et les sporules qui tendent toujours à se développer dans l'économie.

Les bains de Pennès sont indiqués dans un grand nombre d'affections.

Des observations recueillies à l'*hôpital La Riboisière*, par le Dr Pelletan, constatent les succès des bains de Pennès dans le traitement de l'anémie chez les femmes. Des résultats satisfaisants ont été également reconnus à l'*hôpital Saint - Louis* par MM. Hardy et Bazin dans les affections scrofuleuses et les engorgements des articulations et des cavités viscérales. D'après le Dr Debout, médecin de la *maison de Saint-Lazare*, des cas de rhumatisme, de paralysie avec atrophie des membres et engorgements des articulations ont été promptement améliorés. (*Bulletin de Thérapeutique*.)

« En faisant préparer des bains avec des « doses variables de sel de Pennès, dit M. le « docteur Duplay, médecin de l'*hospice de*

« *Bicêtre*, j'ai pu graduer leur action et
« obtenir ainsi une stimulation énergique
« dans tout l'organisme, *sans produire*
« *d'accidents secondaires*, dans les cas de
« paralysies et de paraplégies chroniques. »

C'est surtout dans le traitement des longues convalescences et des états d'épuisement mal définis qui succèdent aux affections de longue durée que l'efficacité dynamique des bains de Pennès se révèle par des succès aussi nombreux que rapides. M. Laborie, médecin en chef de l'*Asile National de Vincennes*, s'exprime en ces termes : « J'ai employé à l'asile de
« Vincennes les bains de Pennès et j'ai
« reconnu toute leur utilité dans le traite-
« ment *des convalescences longues et pé-*
« *nibles*, surtout dans celles qui suivent
« les *fièvres typhoïdes*.

« Sur mon rapport adressé au ministère
« de l'intérieur, l'usage de ces bains a été
« adopté dans le service que je dirige. »

Dans le même ordre d'idées, M. Lacronique, médecin principal de l'armée à l'*hôpital Saint-Martin*, résume ainsi ses observations :

« J'ai expérimenté les sels de Pennès pour bains, et j'ai obtenu des succès incontestés :
« 1° Dans le *rhumatisme chronique* avec suppression partielle des fonctions de la peau et empâtement des articulations ;

« 2º Dans les *arthrites chroniques traumatiques*, alors que plusieurs années avaient éteint tout élément inflammatoire latent ;

« 3º Dans les *anciennes blessures de guerre avec altération de l'innervation allant jusqu'à la paralysie partielle* ; dans ces cas, ces bains, aidés par les mouvements souvent répétés, ont ramené la sensibilité des parties et une plus grande étendue des mouvements. »

En terminant, nous donnerons quelques indications sur la manière de prendre utilement ces bains minéraux.

Nous poserons d'abord ce principe qui est le résultat d'observations soigneusement prises : c'est qu'il est préférable de chercher la stimulation par l'élévation des doses du sel plutôt que par la durée du bain.

La durée du bain variera en 30 et 45 minutes, lors même qu'un sentiment de chaleur ou de picotement viendrait à se produire. Il est nécessaire d'en favoriser l'action en frottant toute la surface du corps à l'aide d'un tampon de laine. Il convient de le prendre dès le matin, pour se mettre au lit pendant deux heures, ou bien une heure avant le dîner, en ayant soin de se couvrir chaudement.

Le sel de Pennès doit être conservé dans un lieu tempéré.

Les bains peuvent être pris avec ce sel dans n'importe quelle baignoire.

Indications générales pour prendre un bain d'eau ordinaire

Le bain, quel qu'il soit, doit être pris selon la température indiquée par le médecin, si c'est un bain médicamenteux. Nous devons cependant rappeler ici qu'au-dessous de 28° le corps absorbe l'eau du bain et qu'au-dessus il n'absorbe rien. Ces bains ne devront donc jamais dépasser 28° de Réaumur.

Les bains simples de propreté devront être pris à 30° environ.

Il faut laisser les mains trempées dans son bain, car c'est surtout par la plante des pieds et par la paume des mains que se fait l'absorption des substances contenues dans l'eau.

Il faut prendre les bains à jeun.

On peut, étant dans son bain, manger, boire du bouillon, un vin généreux ou une liqueur stomachique.

Cette précaution est même indispensable pour les convalescents et pour les personnes débilitées.

Il est bon de se mouiller la tête avec de l'eau froide avant d'entrer dans la baignoire, pour éviter la congestion à la tête.

La durée du bain ne doit jamais dépasser 45 minutes pour les bains chauds, 30 minutes pour les bains froids (à moins d'indications spéciales).

L'endroit dans lequel on prend son bain doit être à une température égale au moins à la moitié de celle du bain.

Il est préférable de marcher après un bain ordinaire que de rester en repos.

Les malades, à leur sortie du bain, devront être entourés de linge ou de couvertures chaudes. On devra leur donner à ce moment une boisson chaude.

j. DOUCHES.

Les douches constituent un des modes d'application les plus énergiques de l'hydrothérapie.

L'eau que l'on emploie pour les douches est froide ou chaude, simple ou chargée de principes médicamenteux, sulfureux et autres.

Les douches sont administrées au moyen d'appareils différents, selon les effets que l'on veut obtenir, soit en jet, soit en pluie, soit en nappe. On emploie aussi le drap mouillé, dont on vous enveloppe tout le corps.

Quelle que soit la forme que l'on emploie, la douche doit être de courte durée : une minute et demie au plus, et la réaction doit être immédiatement provoquée, soit par des frictions, soit par un exercice plus ou moins violent.

Les douches sont employées le plus ordinairement dans le traitement de l'anémie, de la chlorose, de l'aliénation mentale, autant comme moyen de répression que comme moyen curatif. On les emploie dans les maladies chroniques des articulations, dans les vieilles ankyloses, qu'elles soient d'origine rhumatismale ou qu'elles soient accidentelles. (Douches sulfureuses.) Il est toujours dangereux, quoiqu'on en ait dit, de les administrer dans les phlegmasies ou dans les affections aiguës, et il faut user dans tous les cas de la plus grande circonspection.

h. PEDILUVES ou BAINS DE PIEDS

Les pédiluves ont une action puissante comme dérivatifs surtout si on y ajoute une substance active, comme le sel marin, la farine de moutarde, la cendre de bois, le vinaigre, le savon, etc.

Un bain de pieds ne doit jamais durer plus de vingt minutes. Le liquide doit s'élever jusqu'au mollet. Il est nécessaire, comme pour tous les autres bains, que la digestion soit entièrement faite.

Lorsqu'on emploie la moutarde pour donner au pédiluve une action excitante, il importe que l'eau soit tiède, une trop haute température altérant l'huile essentielle de moutarde et détruisant son principe actif.

l. BAINS DE SIÉGE

Les bains de siége ont pour but de calmer les inflammations des organes contenus dans le bassin, vessie, utérus, rectum, etc. Il en est de même pour tous les bains locaux, bras, jambes, etc. On les administre comme les grands bains avec l'eau simple ou avec l'eau chargée des divers principes médicamenteux dont nous avons parlé plus haut à l'article *bains*.

m. BAINS DE VAPEUR SÈCHE.
BAINS THERMO-RÉSINEUX

Les bains secs que l'on prépare avec du son, du sable ou de la cendre chauffés, ont souvent rendu de grands services lorsqu'ils ont été employés d'une manière locale ou générale.

Mais aujourd'hui ces bains, d'un emploi toujours difficile, sont tombés en désuétude devant la perfection des procédés employés pour faire absorber par la peau les principes médicamenteux en plongeant le malade dans une atmosphère saturée de ces médicaments.

Les bains *thermo - résineux*, appelés encore bains de vapeur térébenthinés à haute température n'ont été sérieusement mis en usage que depuis 1850, à l'époque où M. le Dr Chevandier (de la Drôme) publia ses premiers travaux sur cette question.

Depuis deux ans, cette médication, installée dans la maison de la rue des Petits-Hôtels, dans les conditions les plus favorables pour son application, a déjà pu fournir à la science et à la statistique de nombreuses observations de cures remarquables.

On ne saurait trop revenir sur les avantages que l'on retire de la médication thermo-résineuse.

« C'est par la peau qu'entre le rhumatisme, dit M. le Dr Chevandier, c'est par la peau qu'il doit sortir. »

Les maladies que l'on guérit par le traitement thermo-résineux sont le rhumatisme aigu et chronique, les douleurs de la goutte, les sciatiques, le lumbago, les arthrites et les épanchements articulaires, et parmi les maladies internes, le catarrhe chronique, l'asthme, le catarrhe vésical.

Tous ces faits sont consignés dans le livre d'observations de l'établissement de la rue des Petits-Hôtels que l'on pourrait appeler en se plaçant au point de vue exclusivement scientifique « la clinique » de la médication thermo-résineuse.

Nous ne pouvons entrer ici dans le détail de la description des appareils et des procédés ingénieux qu'a découverts M. Chevandier, pour vaporiser le suc résineux du pin mugho du mont Glandaz; tout ce que nous pouvons dire aux malades, c'est que ceux d'entre eux qui ne peuvent se rendre à Arcachon trouveront désormais chez MM. les Drs Chevandier et Moser tous les éléments de la cure merveilleuse de la forêt de Pins, surtout depuis qu'un vaste salon d'inhalations a été installé pour les malades atteints d'affections des bronches et de la poitrine.

n. — PULVÉRISATION

Faire arriver les médicaments liquides dans les bronches, à un état de division telle, que le malade pût en les respirant les faire pénétrer dans la poitrine aussi bien qu'un médicament gazeux, était un problème dont la solution devait rendre les plus grands services au traitement des maladies des organes respiratoires.

C'est à ce but qu'on est arrivé au moyen des appareils appelés *pulvérisateurs* qui portent le principe médicamenteux dans les dernières ramifications bronchiques. — Les recherches faites sur l'homme et les animaux par MM. Moura et Tavernier, les travaux de M. Fauvel et les essais de M. Henry sur les lapins et sur les cochons, ne laissent aucun doute sur la pénétration de l'eau pulvérisée. On a fait respirer à des lapins une solution de perchlorure de fer pulvérisé, et au moyen de cyanoferrure de potassium on a constaté la présence du fer dans tout l'arbre respiratoire.

Les eaux sulfureuses pulvérisées sont considérées maintenant comme le remède le plus efficace, le plus sûr, le spécifique contre les affections de la gorge. — Les préparations sulfureuses de Thommeret, employées sous cette forme, ont l'avantage sur les eaux sulfureuses conservées en bouteille de ne rien perdre de leurs principes actifs.

Pulvérisateurs

Beaucoup d'appareils à pulvérisation ont été mis en usage, mais malheureusement ils sont trop coûteux ou trop compliqués dans leur construction, et ils se détériorent trop facilement.

Celui construit par Marinier, dont nous donnons plus bas la figure et la description, présente plusieurs avantages, parmi lesquels nous citerons : la modicité de son prix et le peu de volume qu'il présente. Des dispositions spéciales de construction empêchent l'appareil de s'obstruer, les trous n'étant pas capillaires ; il est peu fragile, facile à nettoyer, s'appliquant sur le premier flacon venu et permettant de pulvériser à volonté et graduellement les différents liquides médicamenteux tels que l'eau sulfureuse, l'eau de goudron et les diverses solutions.

L'eau pulvérisée n'est pas seulement destinée à être portée sur telle ou telle partie malade ; répandue dans l'athmosphère d'une chambre de malade, projetée en temps d'épidémie, dans les appartements que l'on habite, elle peut être chargée des principes propres à détruire l'état miasmatique et c'est une des raisons qui font de l'appareil Marinier l'auxiliaire indispensable de toute hygiène bien entendue.

L'appareil tout monté est représenté par le dessin ci-dessous, il se compose de trois parties :

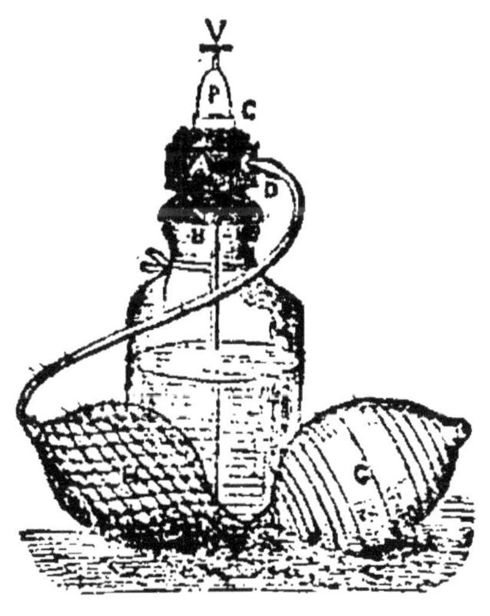

1° *Du bouchon* qui, à l'orifice C, reçoit le pulvérisateur proprement dit P, et à l'orifice D, le tube K du soufflet ; le caoutchouc B s'applique extérieurement au goulot de la première bouteille venue et est maintenu par la chaînette.

2° *Du pulvérisateur* proprement dit P, terminé à son extrémité supérieure par la vis régulatrice V, destinée à graduer la pulvérisation suivant la nature du liquide et à son extrémité inférieure par un tube qui plonge dans le liquide.

3° Du *soufflet* qui se compose de 2 boules une, G, pour aspirer l'air, le chasse et le comprimer dans la deuxième, H, qui les entoure d'un filet et se termine par un tube s'adaptant à l'orifice D du bouchon.

Deuxième Partie

DES PANSEMENTS

§ I. — PANSEMENTS EN GÉNÉRAL

Les pansements, en général, consistent dans l'application de certains objets, de forme et de nature différentes, à la surface des corps ou dans quelque cavité soit naturelle, soit accidentelle, qui sont laissés en contact avec nos organes pendant un temps plus ou moins long et que l'on retire pour les réappliquer ou les remplacer par d'autres. Ce qui forme un des traits caractéristiques des pansements, c'est la régularité avec laquelle ils doivent être répétés d'une manière périodique.

Cependant une maladie peut se terminer après un premier pansement, et d'un autre côté il est des méthodes thérapeutiques fondées sur la répétition périodique d'une même opération : Ainsi le traitement des rétrécissements de l'urèthe par dilation exige le cathetérisme ou introduction de la sonde à des intervalles assez rapprochés.

Quelles sont les règles générales qui président aux pansements?

1° Placer les parties blessées dans une situation convenable.

Dans une plaie, il faut maintenir les lèvres de cette plaie rapprochées.

De même qu'après une opération le chirurgien doit faire en sorte de favoriser le prompt rapprochement des parties qu'il a sectionnées ;

2° Débarrasser les parties malades des corps nuisibles.

Ainsi, dans une plaie par arme à feu, on cherche d'abord à extraire le projectile ; à enlever les morceaux d'étoffe, les boutons, les pierres, la terre, les éclats de verre qui peuvent être entrés dans la plaie. — De même que dans les fractures compliquées, on extraira les fragments d'os mobiles que l'on appelle en chirurgie *esquilles*.

3° Appliquer ensuite sur les plaies certaines substances destinées à les modifier, à calmer les douleurs, à exciter ou à ralentir l'inflammation.

C'est ici que l'application des topiques, dont nous avons parlé plus haut, joue un grand rôle.

Les plaies, les ulcères, les cancers, sont pansés avec des cérats, des onguents, des pommades.

Les tumeurs sont recouvertes d'emplâtres; les frictions, les onctions, les lotions, les embrocations répondent à diverses maladies qui occupent la surface du corps.

4° Il est indispensable de couvrir les plaies, de les protéger contre le contact de leurs propres liquides, de les défendre contre l'air atmosphérique, les émanations miasmatiques et les variations de la température.

On pratique ces pansements au moyen de linges, de charpie, de taffetas imperméable.

C'est dans l'observation méthodique de ces règles que le chirurgien puise de puissantes ressources pour obtenir la guérison de nos maux.

L'art des pansements est une des parties les plus usuelles et en même temps les

plus importantes de la chirurgie (Denonvilliers).

C'est pourquoi dès 1734, l'Académie de
chirurgie donnait en concours les ques-
tions relatives à cet art.

La question des pansements est très
vaste; aussi adopterons-nous. dans l'exposé
des *pansements en particulier*, un ordre
correspondant à l'énumération des accidents classés selon leur degré de gravité.

C'est ainsi que nous indiquerons la manière de panser les contusions, puis les
coupures ou plaies par instruments tranchants, les. plaies proprement dites, les
gerçures, les ulcères, les fractures, puis
les accidents divers tels que les hémorragies, les brûlures. Nous traiterons ensuite de la désinfection des plaies.

§ II. — PANSEMENTS EN PARTICULIER

a. PANSEMENT DE LA CONTUSION

Lorsqu'un corps vient heurter nos tissus, ou bien, lorsque nos tissus viennent se heurter sur un corps qui ne produit ni déchirure, ni coupure extérieure, il y a *contusion*, c'est-à-dire que les parties situées sous la peau sont plus ou moins atteintes. Les vaisseaux se rompent, et le sang s'en échappe pour se répandre en nappe profonde, ce qui constitue l'*ecchymose* appelée vulgairement le *bleu*, qui, à mesure que la résorption s'opère, devient *violet* et *jaune.*

Les *contusions* ont été divisées en plusieurs classes selon leur importance.

La 1re *classe* comprend les contusions dans lesquelles les petits vaisseaux seulement sont rompus : simple coloration sous la peau.

La *2ᵉ classe* : celles où les vaisseaux plus importants sont détruits et où, par conséquent, l'épanchement du sang est plus considérable : — Gonflement sous la peau.

La *3ᵉ classe* : celles où les tissus profonds sont broyés : Déformation des parties.

La *4ᵉ classe* : Celles où toute la région, os et parties molles, est détruite.

Ce qui doit préoccuper dans le traitement de la contusion, c'est de favoriser la résolution ou dissolution du sang épanché, sous peine de voir ce sang se convertir en pus, ou devenir dans les organes, où il a été accumulé accidentellement, la cause des désordres inflammatoires les plus graves.

Si la région contuse est située profondément, comme le foie ou le poumon, par exemple, il sera sage d'appliquer des sangsues ou des ventouses scarifiées et, autant que possible, ausitôt après l'accident.

La même pratique sera indiquée si l'épanchement de sang occasionné par la contusion, sur toute autre partie du corps, occupe un espace considérable.

Dans les contusions moins graves, on aura recours à l'application de compresses imbibées d'un liquide résolutif : soluté

Léchelle, alcool camphré, eau d'arnica. On entourera ces compresses d'une bande roulée, légèrement serrée, la compression devant favoriser la résorption du sang épanché.

Quel que soit le liquide employé pour mouiller les linges du pansement, il faut veiller à ce que ces linges soient toujours humides, sous peine de voir la douleur devenir intolérable. Aussi est-il d'usage d'envelopper tout l'appareil d'un morceau de taffetas gommé ou de toile vulcanisée.

b. PANSEMENT DES COUPURES

Une coupure est une solution de continuité produite dans nos organes par un instrument tranchant.

Les coupures varient de gravité selon leur siége, leur profondeur, leur étendue.

Lorsqu'une coupure n'a divisé que la peau, il suffit de laver la blessure et fermer la plaie avec du taffetas gommé, ou mieux, si la peau est divisée dans toute son épaisseur, avec un linge imbibé de collodion élastique de Chaumelle.

Lorsqu'il existe une coupure, quelle que

soit sa nature, il est sage de *faire saigner* la plaie avant d'appliquer le pansement. C'est une vieille coutume très usitée et dont la seule efficacité consiste à entraîner au dehors les corps étrangers qui pourraient être restés dans la plaie : poussières, petits éclats de verre, etc. Après s'être conformé à cette précaution, on réunit la plaie au moyen de bandelettes agglutinatives et on les laisse en place jusqu'à ce qu'elles se détachent d'elles-mêmes. Il faut avoir soin d'appliquer ces bandelettes de façon à ce que les lèvres de la plaie soient bien rapprochées sans laisser d'intervalle entre elles, sans quoi le recollement ne s'effectuerait pas immédiatement, la plaie suppurerait et mettrait un temps fort long à se guérir.

Lorsque la coupure est étendue et profonde, lorsqu'elle intéresse des parties dont le rapprochement est difficile, il faut faire ce que l'on appelle une *suture*, soit que l'on recouse la peau avec une aiguille et du fil, soit que l'on applique des épingles en sautoir sur la plaie et qu'on les réunisse par un fil entortillé. Mais ces sortes de pansements ne peuvent être pratiqués que par l'homme de l'art.

Il est une règle dont il ne faut jamais se départir, c'est de *ne point réunir les plaies du cuir chevelu;* il faut les laisser béantes ou, si elles sont trop vastes, les rapprocher seulement par le milieu et dans un très petit espace. Cette précaution est dictée par cette observation : que les plaies du crâne suppurent très facilement et que, si on a réuni la plaie, le pus qui se forme au lieu de s'écouler au dehors se répand sous le cuir chevelu qui, en cet endroit, est très mobile et très peu adhérent aux os.

Une fois le pus étalé sous le cuir chevelu, on doit s'attendre à voir éclater les accidents les plus graves.

c. PANSEMENT DES PLAIES

On donne le nom de *plaie* à toute solution de continuité produite dans nos tissus avec perte de substance.

Cette solution de continuité doit être étendue pour que les téguments soient détruits et qu'il y ait une surface plus ou moins grande exposée au contact de l'air.

La *plaie* peut être causée par un accident ou être le résultat d'une altération morbide. Ainsi une partie de membre enlevée par l'arrachement d'un engrenage donne lieu à une plaie accidentelle, tandis qu'une solution de continuité résultant d'un anthrax, par exemple, donne lieu à une plaie ayant son origine dans un principe morbide inhérent au sujet.

Les pansements des plaies sont aussi nombreux que les causes qui les produisent.

Quelle que soit l'origine du mal, on doit, avant tout, arriver le plus promptement possible à la cicatrisation. Pour favoriser la cicatrisation d'une plaie simple, il faut la tenir à l'abri du contact de l'air, au moyen de bandes et de charpie ou d'ouate. L'ouate était autrefois bannie de tout pansement, par préjugé. Il est reconnu aujourd'hui que l'ouate rend de grands services, sans jamais présenter d'inconvénients, et c'est surtout pendant la guerre de 1870 qu'on a pu en apprécier les avantages qu'elle offre.

Si la plaie se cicatrise normalement, il suffit de la laver deux fois par jour avec de l'eau et de renouveler les pièces du pansement. Mais, quelquefois, la cicatrisation s'arrête, soit que le malade est épuisé, soit qu'il se présente des complications indépendantes du sujet, comme l'inflammation, la gangrène, la pourriture d'hôpital; — c'est alors qu'il sera bon de laver la plaie avec certaines substances telles que le soluté désinfectant de Lechelle qui jouit aussi de propriétés cicatrisantes incontestables et qui a sur les autres substances désinfectantes l'avantage de ne pas incommoder le malade par son odeur comme l'acide phénique, dont la propriété la plus évidente est de sentir mauvais. On ne saurait trop encourager la vulgarisation de ce soluté désinfectant de Léchelle, tant pour l'usage que l'on peut en faire en chirurgie que pour les services qu'il rend en hygiène. Les causes d'insalubrité sont inhérentes à la vie animale, elles existent en nous, et à l'extérieur elles corrompent l'air. Ce soluté détruit le principe azoté de toute fermentation, anéantit le poison et substitue à l'air vicié l'air pur. Aussi faut-il l'employer en lavages, en immersion, et en imbiber des linges que l'on étend dans les appartements et qui fournissent ainsi au principe salutaire une large surface d'évaporation. — Quelquefois il faut recouvrir la plaie de cataplasmes émollients, cataplasmes qui sont saupoudrés de poudre de charbon ou de quinquina, dans le cas de gangrène, etc.

Lorsque la plaie végète trop activement et se couvre, comme la jeune plante, de bourgeons charnus trop vigoureux, on est obligé de le réprimer avec le nitrate d'argent; sans cela, ils pousseraient en forme d'excroissance et empêcheraient les bords de la plaie de se rapprocher.

Nous devons signaler, ici, un grand progrès dû à des expériences récentes sur la cicatrisation des plaies. C'est surtout à propos des plaies anciennes et rebelles, ou ulcères, que ces expériences présentent un intérêt tout particulier. Nous voulons parler des *greffes animales.* Lorsque, en dépit de tous les moyens usités, on ne peut arriver à la guérison d'un vieil ulcère, on prend, sur la peau du malade ou sur celle d'un autre sujet, de petits lambeaux d'épiderme que l'on sème sur la plaie. On applique ensuite une bande roulée, et, au bout de quelques jours, ces fragments d'épiderme adhèrent au fond de la plaie, forment des îlots de peau qui se rejoignent peu à peu et finissent par recouvrir toute la surface dénudée.

d. PANSEMENT DES GERÇURES
(Sein ; engelures.)

Les *gerçures,* sur lesquelles il y a lieu d'appliquer des topiques, sont de deux sortes, les gerçures du sein chez les femmes qui allaitent, les engelures des doigts ou des lèvres et surtout de la lèvre inférieure.

Les gerçures du sein, si elles ne sont

soignées dès le début, exposent la femme aux inconvénients les plus fâcheux. Elle ne peut continuer à allaiter sans s'exposer aux plus grandes douleurs, puis, bientôt, il se produit une inflammation sur le trajet des vaisseaux lymphatiques, qui devient le point de départ de ces *abcès du sein* si fréquents, que toutes les femmes les redoutent à si juste titre.

Dès que la gerçure se produit, il suffira d'étendre, avec un pinceau, sur le bout du sein, un peu de collodion élastique Chaumelle, en ayant soin de ne pas boucher les orifices des canaux qui donnent issue au lait, et la mère pourra continuer à donner le sein sans souffrir et sans s'exposer aux graves complications dont nous venons de parler.

Le même traitement appliqué aux engelures des mains et des lèvres, depuis le moment où elles sont à l'état de simple gonflement, jusqu'au moment où elles arrivent à la crevasse, donne toujours les meilleurs résultats.

e. LES PANSEMENTS
DES FRACTURES ET ENTORSES

Cette question appartenant à la grande chirurgie, nous nous bornerons à formuler ici les principales indications à remplir au moment de l'accident, jusqu'à l'intervention du chirurgien.

Lorsqu'il se produit une solution de continuité dans un os, il y a fracture. Les fractures résultent presque toujours d'un choc extérieur ; quelquefois, cependant, elles se produisent spontanément après une maladie de l'os.

Toutes les fractures sont accompagnées de déplacement, — c'est-à-dire qu'une fois l'os cassé, les deux extrémités qu'il présente se croisent l'une sur l'autre (*chevauchement*), ou se déplacent latéralement (*écartement*). L'opération qui consiste à rapprocher les fragments bout à bout, s'appelle en chirurgie : *réduction*.

Quelquefois, ces fragments, en se séparant au moment de l'accident, déchirent les tissus environnants jusqu'à perforer même la peau. Dans ce cas, la fracture est compliquée d'une plaie, dite *pénétrante*,

qui donne accès à l'air extérieur dans l'intérieur. Cette forme de fracture constitue
un accident d'une grande gravité.

Il se fait souvent, autour des fractures,
un épanchement de sang qui donne lieu à
la formation d'une *grosseur* ou *tumeur*,
qui rend le diagnostic de la fracture très
difficile et en complique également la guérison.

Lorsqu'un accident de ce genre arrive,
le rôle des personnes étrangères à l'art se
réduit à placer le membre, autant que
possible, dans sa position naturelle ; toute
autre manœuvre pouvant causer des accidents dont les suites pourraient être irré-
médiables. On place le blessé sur une surface plane et on lui évite, autant que
possible, tout mouvement.

Parmi les fractures qui se produisent
le plus facilement et qui causent toujours
le plus grand étonnement par la simplicité
de l'accident qui les occasionne, nous devons citer celles du col du fémur, chez les
vieillards, chez les femmes surtout.

On sait que, dans la vieillesse, le tissu
spongieux des os se développe aux dépens
du tissu compact, aussi les fractures se
produisent-elles avec une grande facilité,
surtout au col du fémur. Une simple chute
sur la hanche et de la hauteur du corps,
un simple mouvement de rotation im-

_primé à la cuisse en se retournant dans le lit, suffisent pour casser le col du fémur. La consolidation de ces fractures est d'autant plus difficile que le blessé est dans un âge plus avancé.

Les fractures sont guéries par un épanchement de lymphe plastique, qui se sécrète entre les fragments de l'os fracturé, les réunit, s'incruste de matières calcaires et finit par former une soudure. Cette soudure s'appelle le *Cal*.

Le temps nécessaire à la consolidation des fractures varie selon la nature de la fracture, mais surtout selon les os.

Pour la mâchoire inférieure, il faut compter de trente à quarante jours ; pour les vertèbres, quand elle a lieu, plusieurs mois. Pour la fracture de la clavicule, il faut quelquefois soixante jours.

Il est souvent difficile de distinguer une fracture d'une luxation.

Nous n'aborderons pas ici la question des luxations, car souvent autant il est difficile de les reconnaître et de les réduire, autant les pansements qui suivent l'accident doivent être surveillés pour sauvegarder la mobilité de l'articulation lésée.

Il est cependant une sorte de luxation que nous ne pouvons passer sous silence à cause de sa fréquence. Nous voulons parler de l'entorse du pied.

L'entorse du pied est une distention, un éraillement, ou quelquefois une déchirure des ligaments de l'articulation du pied et de la jambe. (Articulation tibiotarsienne.)

Une chute, un coup, mais surtout un faux mouvement, en sont les causes ordinaires.

La douleur qui accompagne l'accident est toujours très vive.

On prescrit en général de tremper le membre dans un bain d'eau froide. C'est une bonne pratique, si elle est employée immédiatement après l'accident. Puis ensuite on immobilise la partie au moyen d'une bande serrée que l'on humecte d'un liquide résolutif (le soluté Léchelle, l'eau fortement salée), et l'on prescrit le repos.

Depuis quelques années, le massage est employé avec succès contre les entorses, on arrive par ce procédé à les guérir en quelques heures. Le massage favorise la résorption du sang épanché, remet les ligaments en place. Cependant il ne doit pas être fait au hasard, sous peine d'occasionner de graves accidents.

7. PANSEMENTS DES HÉMOR-RAGIES

C'est surtout à la suite des blessures par instruments tranchants que surviennent les hémorragies. Les plaies par instruments piquants saignent très peu.

Selon que les veines ou les artères ont été divisées, l'hémorragie est *veineuse* ou *artérielle*.

L'*hémorragie artérielle* est caractérisée par un écoulement de sang vermeil se produisant par jet et par saccade.

L'*hémorragie veineuse* donne lieu à un écoulement de sang noir, qui s'établit en nappe, *en bavant*.

Les hémorragies sont d'autant plus graves que le vaisseau artériel coupé est plus gros et situé plus profondément, surtout si c'est une artère. Si le sang s'épanche dans une cavité interne, il se produit des complications variables et toujours fâcheuses.

Beaucoup de moyens ont été préconisés pour arrêter les hémorragies.

1º Les *absorbants*. Amadou, charpie, toiles d'araignées, poudre de colophane. Ces moyens sont utiles dans les cas sans gravité.

2° Les *réfrigérants*. L'eau froide, la glace qui rend encore ici de grands services.

3° Les *astringents*. Eau de Lechelle, alun, vinaigre, perchlorure de fer. Ce dernier offre de grands inconvénients en raison des accidents inflammatoires que son application détermine, et des gangrènes qui se développent sur les plaies après son emploi.

La *compression* est un des moyens les plus prompts et les plus sûrs d'arrêter les hémorragies, d'autant plus que c'est toujours la conséquence d'un mouvement instinctif, surtout dans la compression faite avec les doigts.

Dans les hémorragies profondes, où dans celles des grands vaisseaux on est obligé d'avoir recours à la *ligature* ou à la *cautérisation par le fer rouge*, ces pratiques appartiennent à la grande chirurgie.

Hémorragies du nez ou épistaxis. Souvent on est fort embarrassé pour arrêter les saignements de nez, surtout quand ils prennent des proportions inquiétantes. Parmi les procédés employés vulgairement, il en est qui reposent sur des raisons physiologiques, telles que l'élévation d'un bras et l'application d'un corps froid à la nuque. Dans les cas graves, il suffira de tamponner les narines avec de l'amadou et de recommander au malade l'immobilité la plus complète, de lui placer dans la bouche un morceau de glace renouvelé à mesure qu'il fond. On administrera [en même temps quelques cuillerées d'eau de Léchelle.

Nous devons aussi mentionner les hémorragies qui ont une autre cause qu'une solution de continuité dans nos tissus.

Ces accidents sont si fréquents, si rapides et causent tant d'effroi aux malades et à leur entourage, qu'il est bon d'être prémuni contre eux.

Les *hémoptysies* ou *crachements de sang*, sont quelquefois tellement abondants, qu'on a vu des malades cracher le sang à pleine cuvette pendant plusieurs jours.

Les *hématémèses* ou *vomissements de sang* venant de l'estomac sont moins fréquents, mais non moins redoutables.

On voit aussi quelquefois le *flux hémorroïdal* produire de telles pertes de sang, que l'intervention chirurgicale devient nécessaire.

Le crachement de sang est quelquefois très abondant d'emblée, mais il s'annonce ordinairement par une petite toux sèche, un goût d'encre dans la bouche, un sentiment de pesanteur à la poitrine, puis des crachats rosés suivis bientôt de sang pur, liquide ou coagulé en caillots. Cette hémorragie est presque toujours le signe de la présence de tubercules dans le poumon et quelquefois le symptôme d'une affection du nez.

Quoi qu'il en soit, il faut toujours tenir compte d'un crachement de sang, surtout chez l'homme. Chez la femme, en effet, lorsque les règles viennent à manquer ou à retarder, il se fait quelquefois un écoulement de sang *complémentaire* par les voies respiratoires.

Dès qu'un crachement de sang se produit, il faut d'abord rassurer le malade, l'asseoir dans son lit les jambes pendantes, lui prescrire le silence et l'immobilité, les boissons froides ou glacées, acidulées avec du citron ou du vinaigre, et enfin lui administrer par cuillerées l'eau de Léchelle qui agit en outre contre le retour des hémorragies, car il est bien rare qu'une première hémoptysie ne soit pas suivie d'une seconde.

Souvent ces diverses affections sont dues à la manière de vivre de l'individu, ou à une disposition particulière de son organisme. — Le tempérament prédisposé aux hémorragies s'appelle *hémophile*. Lorsqu'un crachement ou un écoulement quelconque de sang s'est manifesté, il faut tenir le plus grand compte de ce symptôme qui est toujours un avertissement, et annonce l'éclosion plus ou moins prochaine de désordres graves. Tout d'abord il faudra soumettre le sujet à une hygiène convenable. C'est alors que l'eau hémostatique de Léchelle sera administrée comme moyen préservatif.

Cette eau a pour base des éléments végétaux astringents, balsamiques et sédatifs. Contrairement aux autres hémostatiques, elle est d'un goût agréable, l'estomac le plus délicat la tolère, et son élaboration facile lui donne un grand avantage sur ses congénères. Par l'action qu'elle exerce sur le sang et les muqueuses, elle normalise les fonctions de l'économie; comme pectorale, tonique et antiputride, elle aide à la rénovation du sang et convient dans la plupart des maladies de la poitrine, de l'estomac et des intestins, dans l'hématémèse, l'hémoptysie, les pertes utérines, les diarrhées, l'anémie, etc. D'une innocuité certaine et composée surtout pour être prise à l'intérieur, la plus sûre garantie qu'on puisse offrir de son efficacité réside dans le grand nombre d'observations qui ont permis d'enregistrer les succès les plus concluants.

9. PANSEMENT DES BRULURES

Les brûlures sont causées par l'action exagérée du calorique sur nos organes.

Quel que soit le corps qui serve de foyer au rayonnement du calorique, il peut occasionner une brûlure — que ce soit un corps situé à distance, une flamme, un liquide ou un gaz.

Il y a aussi certains agents chimiques qui produisent de la chaleur par leur combinaison, et qui attaquent la peau et les autres tissus.

Les brûlures ont été divisées en six degrés, d'après Dupuytren :

1er *degré*. — Rougeur vive, n'intéressant que l'épiderme, disparaissant sous la pression du doigt, toujours très douloureuse.

2e *degré*. — L'épiderme est détruit, il se soulève et forme des bulles pleines de liquide.

3e *degré*. — Il se forme des plaques jaunâtres sur la peau. Les brûlures, au premier et au second degré, accompagnent presque toujours cette forme.

4ᵉ *degré*. — La peau est atteinte dans toute son épaisseur, et les parties brûlées se détachent et tombent au bout de neuf ou dix jours.

5ᵉ *degré*. — La plaie est plus profonde et nécessite quelquefois l'amputation de la partie.

6ᵉ *degré*. Toute la partie est carbonisée.

Les brûlures sont très douloureuses, et pour calmer la douleur il faut, avant tout, mettre les papilles du derme à l'abri du contact de l'air. C'est pourquoi on a coutume d'enduire les parties brûlées d'un corps gras, et de les recouvrir ensuite d'ouate, que l'on ne doit enlever qu'après la guérison complète de la brûlure.

On emploie aussi l'encre, les confitures, la pulpe de pomme de terre. Tous ces moyens ne sont pas nuisibles sans être très efficaces ; mais on ne saurait trop être en garde contre les gens qui, au mépris du simple bon sens, vous conseillent d'appliquer, sur la partie atteinte, de l'huile chaude, ou de la tenir exposée au feu pendant un certain temps.

Le liniment qui cause le plus de soulagement est un composé d'eau de chaux et d'huile, et connu sous le nom de liniment *oleo calcaire*. On en enduit une plaque de coton, que l'on applique sur la brûlure.

Le soluté Léchelle, préparé dans la proportion d'une partie de soluté avec trois parties d'huile, employé sur les brûlures en pansements réitérés, préviendra la putréfaction et hâtera la cicatrisation des plaies.

Lorsque les brûlures sont profondes, elles sont suivies la plupart du temps d'accidents fort graves. Elles forment d'abord des plaies fournissant une suppuration abondante et infecte, et dont la cicatrisation est fort lente.

L'odeur qui s'échappe de ces plaies est tellement fétide, qu'elle a quelquefois causé la mort à des malades. C'est encore dans ce cas que le *Soluté de Léchelle* rendra les plus grands services.

Il faut avoir soin, en dirigeant la cicatrisation des brûlures, d'empêcher la réunion des organes entre eux, qui se soudent souvent par l'adhérence des bourgeons charnus qui recouvrent la plaie. C'est ainsi que l'on a vu des doigts, des lèvres se coller. Pour parer à cet inconvénient, on isole les parties en interposant du linge, de la charpie, des plaques d'amadou.

Il ne faut pas non plus oublier que souvent les brûlures, même peu étendues, sont compliquées d'accidents inflammatoires du côté de l'intestin et du cerveau, accidents qui doivent tenir constamment en éveil l'attention du médecin.

h. — PANSEMENT DES PIQURES D'ABEILLES, DE COUSINS ET DES MORSURES DE SERPENTS. PANSEMENT DES MORSURES DES CHIENS ENRAGÉS.

Plusieurs animaux de la classe des insectes sont munis d'appareils qui leur servent à faire des piqûres au fond desquelles ils déposent du venin. — Cet appareil est assez puissant. Réaumur, tenant une guêpe entre ses doigts, a vu le venin s'élancer à plusieurs centimètres, comme s'il eût été poussé par un piston.

De nombreuses observations ont été relevées sur les accidents produits par les abeilles et les guêpes. Un jardinier de Trancy, ayant mordu dans une pomme où s'était retirée une guêpe, fut piqué au voile du palais et mourut suffoqué en quelques heures. (*Gazette de Santé*, 1776, n° 45.) On connaît des exemples d'hommes et d'animaux assaillis et tués en quelques heures par des essaims d'abeilles. (*Considérations sur les insectes*, Paris, 1817. Archives, t. XV.)

Les premiers symptômes qui se manifesteront après la piqûre d'abeille, sont le gonflement et la douleur.

Les lotions d'eau de sureau et les cataplasmes, sont les meilleurs remèdes à employer, en recommandant le repos le plus absolu.

Cousins. — Le traitement des piqûres de cousins consiste dans des lotions vinaigrées ou d'eau acidulée avec du jus de citron.

Vipères. — Il est rare que la mort soit la conséquence de la morsure de la vipère.

Il résulte, en effet, des expériences de Fontana que la quantité de venin nécessaire pour un homme adulte est de quatorze centilitres, et que la vipère la plus forte n'en renferme jamais que dix. Cependant, si le blessé est un enfant ou un sujet faible, une morsure peut entraîner la mort. Quoi qu'il en soit, cet accident est toujours redoutable.

Aussitôt après avoir été mordu, le blessé éprouve une douleur vive qui se propage dans tout le membre et jusqu'au cœur. La partie devient rouge et tuméfiée, puis un empiétement de la région qui ne tarde pas à se couvrir de larges taches livides et gangréneuses.

Le malade est en proie à des angoisses extrêmes; il éprouve une grande faiblesse, la respiration est difficile, le pouls petit, les vomissements surviennent, une sueur froide couvre tout le corps, la vue se trouble peu à p u, la raison s'égare, et des accidents nerveux s'ajoutent à tous ces symptômes.

Après la morsure, il faut aussitôt cautériser la plaie. Nous préférons, si la chose est possible, la potasse caustique au fer rouge. Elle pénètre plus profondément en imbibant les tissus. Il faut avant tout agrandir la plaie largement et y verser le caustique. Avant de pratiquer ces opérations, on aura dû établir une forte ligature au-dessus de la morsure, entre la plaie et le cœur, aussi près que possible de la plaie.

On appliquera ensuite sur les parties des cataplasmes, et ils devront être arrosés de préférence avec un liniment ammoniacal, l'ammoniaque jouissant de propriétés spécifiques contre le venin des vipères. On administrera également l'ammoniaque à l'intérieur à la dose de trois gouttes toutes les heures dans une cuillerée d'eau sucrée ou d'infusion de tilleul. On fera prendre au malade pour tisane du vin chaud sucré et aromatisé avec de la canelle, et il sera bon de lui administrer tous les matins une demi-bouteille d'eau de sedlitz.

CHIENS ENRAGÉS. — Les mêmes prescriptions s'appliquent aux accidents causés par la morsure des chiens enragés.

i. PANSEMENT DE LA GANGRENE

On appelle *gangrène* la mort d'une partie circonscrite du corps. Les parties mortifiées prennent ordinairement une coloration violette ou noire, recouvertes quelquefois de phlyctènes ou bulles pleines de sérosité ; elles exhalent une odeur dont on ne perd pas le souvenir après l'avoir respirée une fois.

Si la cause de la gangrène attire dans la partie affectée des liquides qui produisent un engorgement, il y a *gangrène humide*. Dans le cas contraire, il y a gangrène sèche. Dans la gangrène sèche, la coloration des tissus est quelquefois jaune d'apparence cornée. Les parties frappées de mort s'appellent *escharres*.

Une des propriétés de la gangrène, et qui en fait l'affection redoutable que l'on sait, c'est la rapidité avec laquelle elle s'étend aux parties voisines.

Il y a quatre indications principales à remplir pour soigner la gangrène : 1° S'opposer au développement de la maladie ; 2° borner ses progrès ; 3° faciliter l'élimination des escharres et des parties putréfiées ; 4° conduire la surface suppurante, qui remplace l'escharre à parfaite cicatrisation.

Dès que l'on constate une surface mortifiée, il faut, au moyen du bistouri et des ciseaux, l'enlever en tranchant dans le vif, puis panser la ·plaie avec des poudres de quinquina, de charbon. L'usage des préparations phéniquées a donné lieu à des controverses qui ont jeté sur elle une défaveur dont elles ne sont pas sorties.

Les lavages avec l'eau alcoolisée, avec la solution de permanganate de potasse, l'eau chlorurée, et avec le Soluté Léchelle ont toujours rendu de grands services et ne doivent pas tomber en désuétude.

§ III. — DU PANARIS

a. — Le *panaris* est un abcès des doigts. Les panaris sont plus fréquents à la main droite qu'à la gauche, et à l'index qu'aux autres doigts.

Les panaris sont situés plus ou moins profondément, et de là leur degré de gravité plus ou moins grand.

Ils peuvent siéger sous la peau, sous les tendons, et même sous le périoste. La construction anatomique du doigt fait du panaris une maladie toujours sérieuse. Elle cause d'abord une douleur très forte, puis elle peut être suivie des plus graves complications. Souvent, si le panaris est profond, il entraîne la perte de la phalange qui a été son siége, puis quelquefois du doigt et même de la main.

C'est pourquoi les auteurs se sont appliqués à chercher un moyen préservatif pour faire avorter les panaris.

Le collodion élastique répond victorieusement à cette nécessité. Lorsque le panaris commence, ne fût-ce qu'une *tourniole* ou *mal blanc*, il faudra enduire, matin et soir, l'extrémité du doigt de collodion Chaumelle : presque immédiatement la douleur cesse, le sommeil vient et l'inflammation étant enrayée, le mal s'arrête.

Beaucoup de malades ont été en proie aux douleurs les plus vives, et en butte aux accidents les plus graves pour avoir cédé aux tentations de l'empirisme en appliquant tel ou tel onguent, ou pour avoir reculé devant la nécessité du bistouri. Les succès obtenus par les applications de collodion élastique doivent donc être soigneusement enregistrés.

b. TRAITEMENT DES CICATRICES. — MOYEN DE LES EFFACER. — TRAITEMENT ABORTIF DE LA VARIOLE.

Lorsque nos tissus ont été divisés, ou lorsqu'à la suite d'une plaie il y a eu perte de substance, la réparation se fait au moyen d'un tissu spécial blanc, non élastique, que l'on a appelé le *tissu cicatriciel*.

Suivant les configurations qu'offre ce tissu, la cicatrice est dite *gaufrée, linéaire, saillante*, etc.

Si les cicatrices sont situées sur les parties découvertes, elles constituent dés difformités fàcheuses ; mais, ce qui est un bien plus grand inconvénient, c'est qu'elles peuvent entraîner la perte de l'usage des organes. Ainsi, après une brûlure de la main, si la cicatrisation de la plaie a été mal dirigée, les doigts peuvent rester réunis entre eux par des brides formées par ce tissu cicatriciel qui n'est pas élastique. On a vu souvent les lèvres, les paupières, soudées ou complètement renversées, à la suite d'accidents de cette nature.

La réparation de ces inconvénients cons
titue une partie de la chirurgie, qui de nos
jours a donné les résultats les plus sur-
prenants. C'est ainsi que l'on a pu faire,
au moyen de l'autoplastie et des greffes
animales, des restaurations de visages
tout entiers.

Mais, sans parler de ces grandes opérations toujours fort douloureuses et fort
délicates, il est des cas où l'on peut arriver à effacer les cicatrices, celles du visage
par exemple, qu'elles soient consécutives
à une brulûre, à une coupure ou à une
ulcération; la méthode que nous employons
repose sur les principes suivants : détruire
par couches légères le tissu cicatriciel au
moyen de caustiques et par la compression ; puis, ensuite, animer le tissu cicatriciel qui reste, de la vie des tissus qui
l'environnent, au moyen de massages et de
frictions méthodiques. Nous sommes ar-
rivés à effacer les cicatrices les plus dis-
gracieuses. Nous devons ajouter que ces
opérations demandent , en général , un
temps fort long et une grande patience de
la part du malade.

La *variole* laisse souvent, après elle,
des lésions de la plus grande gravité, depuis la perte de la vue, jusqu'à des cicatrices qui défigurent complétement ceux
qui en ont été atteints.

C'est pourquoi, de tout temps, les médecins se sont préoccupés de trouver les moyens de combattre ces accidents.

Plusieurs de ces moyens sont connus :

1° Ouvrir les pustules avec une pointe d'aiguille et les cautériser avec le nitrate d'argent;

2° Faire un badigeonnage avec une solution de nitrate d'argent;

3° Etendre sur le visage de l'onguent napolitain dont on augmente la consistance en y mélangeant de la poudre d'amidon;

4° Etendre la teinture d'iode deux fois par jour sur les pustules.

A tous ces moyens, nous préférons l'emploi du masque fait avec l'emplâtre de Vigo. *L'emplâtre doit être appliqué* le jour même de l'éruption, car les pustules qui naissent à partir du troisième jour laissent rarement des cicatrices après elles. — Ainsi, si on le met le premier jour de l'éruption, il ne faut l'enlever que le sixième jour.

Quant à l'objection que l'on fait, qu'il ne faut pas contrarier l'éruption des pustules, sous peine de s'exposer à enfermer le loup dans la bergerie, elle est tout à fait puérile et elle tombe devant l'expérience. La maladie n'en suit pas moins son cours, et en préservant la figure du

malade on le met à l'abri d'une inflammation douloureuse d'autant plus dangereuse qu'elle est voisine du cerveau, et on
lui enlève la crainte d'être défiguré, ce
qui ne laisse pas que d'exercer une salutaire influence sur son état général.

c. FURONCLES OU CLOUS

On donne le nom de *furoncles* ou *clous*
à l'inflammation des petits pelotons grais-
seux qui sont logés dans les alvéoles du
derme. Ces petites masses graisseuses
s'enflamment, s'entourent de pus et forment ce qu'on appelle le *bourbillon*.

Le clou est une affection trop commune
pour qu'il soit utile d'en donner ici une
description détaillée.

Nous devons seulement signaler les
erreurs qui règnent sur la manière dont
il doit être traité. Ainsi, lorsqu'un clou
apparaît et que pour le faire avorter dès
son début on le pince ou on l'écorche, on
s'expose à changer un simple furoncle en
un anthrax grave. Il faut appliquer sur
les clous des cataplasmes Hamilton ou de
petits emplâtres de diachylon.

Pour combattre la tendance qu'ils ont à

se succéder en grand nombre, on se purgera et on boira de l'eau de goudron.

a. SOINS A DONNER
AUX ASPHYXIÉS NOYÉS, PENDUS.
ASPHYXIÉS PAR LE CHARBON

Lorsque l'air ne pénètre plus dans le poumon pour aller revivifier le sang au contact de son oxygène, il y a *asphyxie*. — Il y a également *asphyxie* lorsque certains gaz délétères comme l'oxyde de carbone, le gaz sulfydrique, pénètrent dans le poumon et s'opposent également à l'oxygénation du sang, agissant en outre comme poisons.

Dans l'asphyxie par obstacle à l'entrée de l'air dans les poumons, il faut enlever les corps étrangers qui oblitèrent ou compriment le larynx (croup, cordes dans la pendaison). — Au besoin, on pratique la *trachéotomie* qui est l'ouverture de la trachée pour donner accès à l'air.

Dans l'asphyxie en général, il faut donner de l'air aux malades, les ayant placés la tête haute sur un matelas suivant un plan incliné, débarrasser le corps des vêtements, leur faire des frictions avec une brosse de crin ou une éponge sèche, avec de l'eau de Cologne, ou de l'eau-de-vie. Ensuite on appliquera des serviettes chaudes sur le corps, on fera respirer avec précaution du vinaigre, ou de l'ammoniaque.

Il faut aussi chatouiller la luette et les narines avec une barbe de plume, enfin, faire l'insufflation de bouche à bouche.

Quand l'asphyxie est accompagnée de congestion et de cyanose de la face (coloration bleue), il sera bon de pratiquer une saignée.

Dans l'asphyxie des noyés : En outre des moyens indiqués ci-dessus, on aura soin de placer le noyé *la tête un peu élevée et couché sur le côté droit.*

Il faut bien se garder de le suspendre la tête en bas, comme l'indique un vieux préjugé populaire aussi absurde que dangereux.

On donnera deux cuillerées de sel marin en lavement.

Règle générale : *Il ne faut jamais se décourager auprès des asphyxiés et auprès des noyés en particulier, on en a vu être rappelés à la vie après deux heures de soins.*

Dans l'asphyxie par pendaison : Couper la corde avant de s'enfuir pour aller prévenir la justice (moyens généraux prescrits ci-dessus).

Dans l'asphyxie par le gaz des fosses d'aisances et égouts. Faire respirer du chlore, de l'eau de Javelle. Recourir aux moyens généraux indiqués ci-dessus.

Dans l'asphyxie par le charbon. Donner de l'air. Saignée pour éviter la congestion cérébrale consécutive. Recourir aux moyens généraux prescrits ci-dessus.

Dans l'asphyxie par les émanations des fleurs. Donner de l'air. Faire respirer légèrement du vinaigre. Ether sur du sucre (moyens prescrits ci-dessus).

e. SOINS A DONNER DANS DIVERS EMPOISONNEMENTS

1° Empoisonnement par le phosphore et les allumettes chimiques

(Contre-poison)

Vomitif avec émétique, 0,10 cent. Six blancs d'œuf dans deux litres d'eau à laquelle on peut ajouter deux cuillerées à bouche de magnésie calcinée. Délayer le tout et faire boire un verre toutes les cinq minutes. Lait en abondance.

Eviter de donner de l'huile, dont la combinaison est très dangereuse.

2°) Empoisonnement par l'iode, les iodures, la teinture d'iode

(Contre-poison)

Gorger le malade d'eau à laquelle on mélangera deux cuillerées d'amidon par litre.

3° Empoisonnement par le chlore

(Contre-poison)

Eau de blanc d'œuf composée de deux blancs d'œuf par litre d'eau. Lait en abondance.

4° Empoisonnement par les acides

(Contre-poison)

Gorger le malade d'eau de magnésie délayée, d'eau de savon (savon blanc 15 gr., eau chaude deux litres), d'eau de carbonate de soude ou de potasse. Carbonate de soude ou de potasse, une cuillerée à bouche pour un litre d'eau.

Eviter l'eau de chaux.

5º Empoisonnement par la potasse, l'ammoniaque, l'eau de Javelle
(Contre-poison)

Eau vinaigrée en abondance (vinaigre un 1/2 verre, eau un litre). Limonade au citron. Eau albumineuse. Lait.

6º Empoisonnement par le foie de soufre. l'eau de bain de Barèges
(Contre-poison)

Eau de blanc d'œuf. Lait.

7º Empoisonnement par l'arsenic.
(Contre-poison)

Faire vomir : émétique : 1,10 cent., en trois paquets délayés dans une cuillerée d'eau et administrés de cinq minutes en cinq minutes, magnésie délayée dans l'eau. Solution de peroxyde de fer ou de sulfure de fer hydraté (vin blanc, eau de seltz).

8º Empoisonnement par l'émétique
(Contre-poison)

Dans l'empoisonnement par l'émétique, décoction de noix de Galle ou de quinquina, d'écorce de chêne. Extrait d'opium,

0,10 centigr. Dans 150 grammes de potion gommeuse, une cuillerée à bouche toutes les demi-heures.

9° Empoisonnement par le sublimé corrosif
(Contre-poison)

Eau albumineuse (six blancs d'œufs pour un litre d'eau). Solution de sulfate de fer hydraté et lait en abondance.

10° Empoisonnement par le cuivre, le vert de gris
(Contre-poison)

Solution de sulfure de fer. Eau albumineuse en abondance. Tilleul sucré.

11° Empoisonnement par le plomb
(Contre-poison)

Limonade au citron. Eau de blancs d'œufs. Eau de sedlitz. Bouillon d'herbes. (Granules sulfo-acidules de Thommeret.)

12° Empoisonnement par le nitrate d'argent, ou pierre infernale
(Contre-poison)

Eau salée en abondance.

13ᵉ Empoisonnement par le vert pilé
(Contre-poison)

Faire manger de la bouillie de farine en abondance.

14ᵉ Empoisonnement par les moules et les coquillages

Faire vomir. Trente gouttes d'éther dans une verre d'eau sucrée. Lotion d'eau vinaigrée sur tout le corps.

15. Empoisonnement par l'opium, le laudanum
(Contre – poison)

Faire vomir. Emétique, 0,20 centigr. café noir en abondance. Pilules ou sirop de belladone.

16ᵉ Empoisonnement par l'acide cyanhydrique ou prussique
(Contre-poison)

Eau froide en abondance versée sur la colonne vertébrale. Faire respirer du chlore. Café. Potion avec 40 gouttes de liqueur de Labarraque.

Même traitement pour l'empoisonnement par l'eau de *laurier cerises* et les *amandes amères*.

17° Empoisonnement par la belladone

(Contre-poison)

Laudanum, 20 gouttes dans eau sucrée par gorgées. Ether.

18. Empoisonnement par la Noix vomique. camphre

(Contre-poison)

Faire vomir. Décoction de quinquina. Ether dans eau sucrée.

19. Empoisonnement par les Champignons vénéneux

(Contre-poison).

Avant tout, vomitif. Émétique. Infusion de café. Ether, 40 gouttes pour un verre d'eau. Frictions sur tout le corps.
Eviter l'eau vinaigrée.

20. Ergot de seigle

Vomitif. Ether. Limonade au citron.

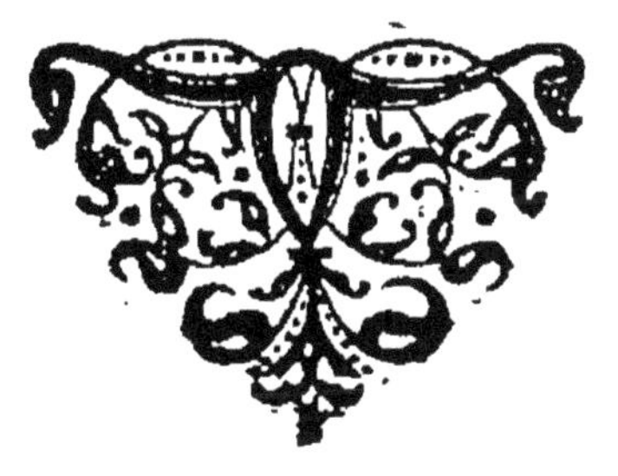

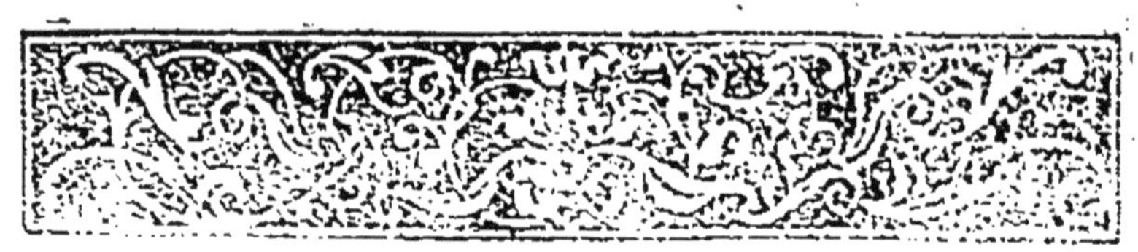

Troisième Partie

BANDAGES ET APPAREILS

Nous parlerons, dans ce chapitre, des hernies et des varices, ainsi que des bandages et appareils qui servent à les contenir et à les guérir.

a. DES HERNIES

On donne le nom de hernie en général, au déplacement d'un organe et à sa sortie en totalité ou en partie, hors de la cavité ou de l'enveloppe où il est ordinairement contenu. (Bouchut et Desprez.)

L'intestin est renfermé dans la cavité abdominale et enveloppé d'un sac appelé le péritoine. Cet intestin est très mobile et son enveloppe très élastique, aussi a-t-il toujours tendance à sortir, ce qui lui est d'autant plus facile, que l'enveloppe est percée par des orifices naturels destinés à laisser passer des vaisseaux et des nerfs. (*Anneaux inguinaux.*) L'intestin se fraie souvent un passage par ces anneaux ; mais souvent aussi, sous l'action d'un *effort*, qui nous fait distendre le ventre, la paroi s'éraille en un point quelconque, et l'intestin fait irruption par cette éraillure, comme on verrait sourdre une goutte d'eau si on donnait un coup d'épingle dans l'outre où elle est contenue.

Les hernies prennent des noms différents selon la région où elles se produisent. De là, leur division en hernie *crurales, inguinales, ombilicales* et les bandages destinés à les contenir reçoivent les noms correspondants.

b. BANDAGES

Les bandages herniaires sont des cerceaux élastiques terminés à l'une de leurs extrémités par une pelote et destinés à contenir les hernies.

Il y a, comme nous l'avons dit, trois espèces de bandages, répondant aux trois sortes de hernies :

L'*inguinal*, le *crural*, l'*ombilical*.

DE LA NÉCESSITÉ DE PORTER UN BANDAGE. — Lorsqu'une hernie se déclare, quel que soit son siége, quels que soient l'âge et la condition du sujet, il faut immédiatement appliquer un bandage.

D'abord, au début de la maladie, la hernie, étant maintenue constamment réduite, peut se guérir. Les tissus n'étant plus écartés par la partie de l'intestin se réunissent. Ce fait se voit surtout chez les jeunes enfants auxquels on hésite trop souvent à appliquer un bandage.

Puis, si l'on ne porte pas de bandage, la hernie se développe tous les jours, et l'on perd de plus en plus les chances de guérison.

On s'expose à des *engouements* ou à des *étranglements* qui commandent des opérations douloureuses et très souvent mortelles.

On dit qu'une hernie est *engouée* lorsqu'étant sortie, il s'accumule des gaz et des matières fécales dans le sac formé par l'intestin, qui le dilatent et l'empêchent de rentrer par l'orifice de la hernie. Lorsque cette rentrée devient impossible, la hernie est dite *étranglée*. La hernie étranglée nécessite toujours l'opération qui doit être faite plus tôt que plus tard.

On prévient ces accidents d'engouement et d'étranglement lorsqu'on porte continuellement un bandage.

MOYENS D'APPLIQUER LES BANDAGES

Pour apliquer les bandages, on fait coucher le malade sur le dos, les jambes fléchies. On fait rentrer complètement la hernie : le doigt est appliqué sur l'orifice, afin d'empêcher les visières de sortir de nouveau. Cela fait, on déploie le bandage, dont on place l'extrémité postérieure en arrière, pendant que la plaque est ramenée sur la hernie, et l'on retire la main au fur et à mesure que l'on fait avancer la pelote sur la hernie. On amène ensuite la courroie du bandage en avant et on fixe solidement aux crochets que porte la plaque. Quand le bandage est posé, on fait lever le malade ; on examine si la pelote est bien sur la hernie, et on fait tousser le malade pour s'assurer que celle-ci est bien maintenue.

Tout bandage herniaire doit tenir dès qu'il est mis en place, et le malade doit toujours, dans les premiers temps, consulter le médecin ou le bandagiste, car il n'est pas à même de juger si la hernie n'est pas pincée sous la pelote.

Au bout de quelque temps, le malade est fait à la fatigue et à la gêne que le bandage occasionne dans les premiers jours.

Il est bon de garder son bandage pendant la nuit, *surtout si l'on veut arriver à la guérison de la hernie*. Il est aussi prudent de porter la main sur la pelote pendant que l'on fait un effort violent, pendant la toux, les vomissements et la défécation.

Il ne faut jamais appliquer le bandage par dessus la chemise qui peut, en se déplaçant, le déranger ; il vaut mieux, dans ce cas-là, intercaler un petit morceau de toile entre la pelote et la peau.

c. — DES VARICES

On donne le nom de *varices* à des dilatations permanentes des veines telles, que ces vaisseaux deviennent plus longs et se replient sur eux-mêmes, en même temps que leur calibre augmente. (Bouchut-Desprez.)

Les varices peuvent se produire sur le trajet de toutes les veines. Ordinairement elles occupent les parties déclives, et les membres inférieurs sont leur lieu d'élection par excellence.

Elles occupent quelquefois le nez et lui donnent une coloration violette.

Elles sont profondes ou superficielles. Les varices profondes se reconnaissent à une lourdeur spéciale du membre et à des marbrures visibles, sous la peau.

Les paquets variqueux peuvent se développer au point de rendre impossible l'usage des membres sur lesquels ils se développent.

Les causes des varices sont nombreuses. La grossesse en est une des causes principales, puis viennent les professions qui exigent la station debout. (Blanchisseuses, charretiers, etc.)

Complications et accidents des varices.

Les varices donnent lieu à des complications qui peuvent aller jusqu'à l'infirmité et parfois entraîner la mort. Les hémorragies consécutives à la rupture des veines variqueuses sont quelquefois suivies de syncopes mortelles. Souvent aussi, il se forme, dans les vaisseaux dilatés, des caillots qui mettent obstacle à la circulation, deviennent le point de départ d'inflammations graves et de phlébites extrèmement redoutables.

On voit fréquemment se développer autour des vieilles varices une altération spéciale de la peau, une sorte d'*eczéma* qui bientôt se change en ulcère rebelle et profond.

TRAITEMENT.

Dès que l'on soupçonnera le développement de varices superficielles ou profondes, il faudra avoir recours à la compression méthodique de la région affectée. Cette compression se fait au moyen de bas lacés ou de bas faits d'un tissu élastique.

Pour qu'un bas élastique remplisse les conditions convenables, il doit être d'un tissu assez souple et en même temps assez ferme pour produire une compression régulière sur toute la surface du membre affecté de varices. Il est surtout très important que ce tissu soit perméable à la transpiration. Si le bas ne remplit pas cette dernière condition, on voit bientôt apparaître des démangeaisons, puis des éruptions, des dartres, des eczémas, qui deviennent souvent le point de ces ulcères variqueux si rebelles et si douloureux. Nous devons ajouter, en outre, que la suppression de la transpiration sur la surface d'un membre tout entier n'est pas sans avoir un retentissement fâcheux sur la santé générale.

Les *ceintures hypogastriques* ont pour but de comprimer les parois abdominales et de maintenir immobiles, dans leur position normale, les organes qui y sont contenus.

Il est peu de femmes qui, après le travail de l'enfantement, ne soient obligées à porter une ceinture. Elles devraient s'en faire une loi et elles éviteraient ainsi ces déplacements de l'utérus, qui sont la cause de presque tous les troubles qui affectent perpétuellement leur santé. Les femmes des villes, surtout, ne devraient jamais se départir de cette règle absolue.

Quatrième Partie

PETITES OPÉRATIONS

Les petites opérations que l'on pratique journellement sont nombreuses; il est bon d'en connaître les indications pour pouvoir en juger l'opportunité à temps, soit que l'on puisse les pratiquer soi-même, soit qu'il faille attendre l'arrivée du médecin.

Notre cadre ne nous permet de parler que des principales.

a. ANESTHÉSIE

Avant de traiter des opérations, il nous a semblé juste de passer en revue les divers procédés au moyen desquels on enlève la sensibilité à la partie sur laquelle on doit opérer, ou au moyen desquels on endort le malade complètement.

L'*Anesthésie locale* ou art d'engourdir la partie sur laquelle on doit agir, se rapporte surtout à notre sujet.

C'est un incontestable progrès de la chirurgie que de pouvoir supprimer la douleur sans exposer le malade aux dangers malheureusement trop réels et trop fréquents du chloroforme. En outre, l'opéré, jouissant de ses facultés et de ses mouvements, peut singulièrement aider l'opérateur dans sa besogne.

L'*anesthésie* locale répond à tous les besoins du chirurgien. Elle permet d'ouvrir le moindre abcès sans douleur, et nous avons vu M. le professeur Dolbeau pratiquer, à l'Hôtel-Dieu, la résection complète de la tête de l'humérus sur un malade, sans que ce malade accusât la moindre douleur pendant toute la durée de l'opération.

Pour produire l'anesthésie locale on emploie, le plus souvent, le froid. On applique sur la partie à opérer un mélange de sel marin et de glace pilée ; la peau et les parties sous-jacentes se refroidissent progressivement et la sensibilité s'éteint peu à peu.

On se sert aussi d'éther pulvérisé que

l'on projette sur la partie à opérer jusqu'à ce que le refroidissement soit suffisant. Nous avons pu ouvrir des abcès profonds du sein sans que la malade proférât la moindre plainte.

On peut également obtenir l'insensibilité en établissant une forte compression au dessus de la partie à sectionner, au moyen d'une bande de caoutchouc.

Les substances employées pour obtenir l'anesthésie générale, c'est-à-dire pour endormir complètement le sujet, sont : l'éther, l'amylène, le chloroforme, le protoxyde d'azote. Le chloroforme est, de toutes, la plus employée, la plus maniable, mais aussi la plus dangereuse, et il n'est pas d'année où l'on n'ait à enregistrer des accidents.

b. RÉVULSION.

La *révulsion* est un des moyens les plus efficaces qui soient entre les mains du médecin pour détourner l'inflammation et l'attirer à la surface de la peau, quand elle menace nos organes profonds. Ainsi, dans la bronchite, lorsque l'inflammation occupe les dernières ramifications de l'arbre respiratoire, si on ne peut l'arrêter dans sa marche, elle s'empare du tissu propre du poumon et se change en fluxion de poitrine. Dans ce cas, la révulsion, employée en temps et lieu, donnera de merveilleux résultats et une simple feuille de sinapisme Rigollot mettra le malade à l'abri d'une affection grave.

La révulsion, selon que l'on veut agir plus ou moins profondément, se produit au moyen de différents procédés.

Le *sinapisme* est un de plus usités.

Sinapisme.

Le sinapisme est une préparation qui permet d'obtenir une *révulsion* instantanée, dont on peut varier à volonté l'étendue et l'intensité, répondant ainsi à la gravité de l'accident auquel il faut porter remède.

Les services que rend le sinapisme, les mille indications journalières auxquelles il répond, sans pouvoir jamais être nuisible, même s'il est employé inopportunément, l'ont fait classer à juste titre au rang des médicaments héroïques et nous en ferons ici une étude aussi complète qu'elle comporte le cadre de cet ouvrage.

Les sinapismes sont préparés avec la farine de *moutarde noire*.

La moutarde noire (*sinapis nigra*) ap-

partient à la famille botanique des *cruci-*
fères, dont les autres types bien connus
sont le *chou*, le *raifort*, le *cresson*. Ces
plantes sont remarquables par la quantité
de substance organique azotée qu'elles
contiennent (*plantes animalès* des anciens), par leurs principes sulfurés, et
surtout par une huile volatile âcre que l'on
retrouve dans toutes leurs parties.

C'est à cette huile volatile âcre que le
sinapisme doit son action rubéfiante sur
la peau. Cette huile volatile prend naissance par la réaction l'un sur l'autre de
deux corps contenus dans la graine de
moutarde, la *myrosine* et le *myronate de*
potasse. Cette réaction s'opère sous l'influence de l'eau dont la présence est une
condition indispensable à la formation de
l'huile volatile. (Guibourt, Robiquet et
Boutrou.)

Il existe d'autres espèces de moutarde :
la moutarde blanche, *sinapis-alba*, et la
moutarde sauvage, *sinapis arvensis*, dont
l'énergie rubéfiante est beaucoup moindre
et qui malheureusement sont trop souvent
employées à la sophistication des farines
employées en pharmacie :

« La farine de moutarde, dit M. le doc-
« teur Astier, ce médicament précieux,
« héroïque, sur lequel le médecin et les
« familles doivent absolument compter,

« dont la plus ou moins grande rapidité
« d'action est souvent une question de vie
» ou de mort, est l'un des produits les plus
« communément falsifiés dans le com-
« merce de la droguerie. »

Dans son intéressante étude sur la moutarde, M. le Dr Astier nous donne l'étymo-
logie du mot. « Le nom français *moutarde*
« provient de la dénomination donnée à
« la préparation condimentaire si an-
« cienne et si usitée dont la graine du
« *sinapis* est la base : le *moust ardent*
« (*Mostruc ardens*). » La moutarde de table, en effet, a été préparée dans l'origine
avec du moût de vin et de la farine de *sinapis* mélangés.

Employée comme condiment, la moutarde stimule l'appétit, et, pénétrant dans
l'estomac, elle rubéfie, sinapise la mu-
queuse gastrique dont elle augmente ainsi
l'activité et aide puissamment à l'absorption des aliments dont la digestion est ré-
putée laborieuse et difficile. (Chair de porc,
viandes noires bouillies, poissons huileux,
etc., etc.)

Nous avons parlé plus haut du rôle important de la *révulsion* en thérapeutique.
En effet, cette méthode que l'on a aussi
fort justement appelée la *dérivation*, a
survécu à toutes les révolutions de la mé-

decine, depuis la plus haute antiquité jusqu'à nos jours.

Nier le pouvoir de la révulsion serait refuser tout pouvoir à la médecine, surtout quand il s'agit de la révulsion instantanée que l'on obtient au moyen du *sinapisme* et dont les bons effets sont aussi rapides que l'opération elle-même.

Un sinapisme bien préparé avec de la farine de moutarde convenablement choisie, détermine, quatre minutes après son application, une sensation de picotement; une minute après, une légère cuisson et à la sixième minute, une cuisson assez vive.

Outre la rubéfaction, c'est-à-dire l'afflux du sang à la peau que provoque le sinapisme, il agit d'une façon spéciale sur le système nerveux qu'il réveille et stimule. (Trousseau et Pidoux.)

Le degré de révulsion que l'on pratique avec le sinapisme doit être proportionné à l'intensité du mal que l'on veut combattre. Ainsi, dans une congestion cérébrale, dans un crachement de sang, il faudra agir plus fortement que pour dissiper une simple douleur rhumatismale ou une légère migraine.

Le sinapisme devra, en outre, être appliqué au lieu le plus voisin de la partie affectée. Ainsi, pour un mal de gorge au début, on agira sur le cou; pour une bronchite, sur la paroi thoracique ; pour un lumbago, sur les reins.

Plusieurs méthodes ont été employées pour la préparation des sinapismes. Le procédé autrefois employé consistait à délayer de la farine de moutarde dans l'eau chaude, de manière à former une bouillie épaisse, cette bouillie étalée sur un linge était appliquée sur la peau. Cette méthode donne de bons résultats quand on a de bonne farine à sa disposition, mais nous avons dit combien était sujette aux sophistications celle que l'on trouve dans le commerce. En outre, ce sinapisme salit la peau, il est long à préparer, car en admettant que l'on ait de la farine fraîche sous la main, il faut la délayer, l'étaler sur le linge et, par exemple, dans un cas de coup de sang, on peut passer une demi-heure.

Gubler tenta de se passer de la farine de moutarde en lui substituant une espèce de liniment composé d'huile d'amande douce et et d'essence de moutarde ; mais la volatilité de cette essence avait pour résultat de rendre l'usage de ce mélange désagréable et même douloureux pour le malade et surtout pour ceux qui lui donnaient leurs soins ; il irritait tellement les yeux que ce procédé n'eut aucun succès.

C'est à M. Cooper, pharmacien de Londres, qu'appartient la première idée d'un papier sinapisme; il imagina d'enduire une feuille de papier du principe âcre du *Capsicum Annuum*, à l'aide d'une solution de gomme et il lui donna bien à tort le nom de *Papier-Moutarde*.

Mais, d'une part, l'action du *capsicum annuum* sur la peau diffère essentiellement de celle de la moutarde, car son application est fréquemment suivie d'une irruption miliaire; et, d'autre part, le papier plongé dans l'eau, ou bien qui y séjourne trop longtemps, auquel cas toute la matière active est altérée, n'est pas toujours assez mouillée, auquel cas le sinapisme reste sans action.

C'est à Paul Rigollot que revient le mérite d'avoir résolu d'une manière complète le problème du papier sinapisme, à l'aide de la poudre de moutarde seule.

Rigollot prit la poudre de moutarde dégraissée et la fixa en couche mince sur du papier à l'aide d'une dissolution de caoutchouc.

Une machine spéciale donne à ce travail une régularité nécessaire, en même temps que deux cylindres compriment la couche pulvérulente et lui fait acquérir une compacité qui augmente son adhérence. Les feuilles sont, après dissécation, coupées en petits carrés de 1 décimètre de surface et renfermées dans des boîtes métalliques imprimées, sur lesquelles se lit le nom de l'inventeur et le mode d'emploi de ce précieux agent thérapeutique.

Rigollot avait pris, à la date du 15 avril 1867, un brevet aujourd'hui tombé dans le domaine public.

Postérieurement à cette date, Boggio substitua à la dissolution de caoutchouc une dissolution aqueuse de dextrine et prit un brevet en date du 2 mai 1868.

Enfin, un brevet fut encore pris, postérieurement à celui de Boggio (11 juin 1868), par Lebaigne qui, mettant à profit les résultats du travail de Bussy sur la moutarde, eut l'idée d'enduire deux toiles, l'une de Myrosine, l'autre de Myronate de Potasse et de les accoler l'une à l'autre pour former un sinapisme quand on viendrait à les mouiller.

Malheureusement, la difficulté d'isoler industriellement la myrosine et la myronate, d'empêcher leur décomposition pendant la fabrication, de les conserver sur les toiles avec leurs propriétés actives et surtout le prix de revient très élevé de semblables préparations, ont été des obstacles insurmontables qui ont empêché l'application de ce procédé.

Le sinapisme Rigollot, qui est aujourd'hui universellement répandu, est remarquable par sa *sûreté d'action* et par sa *commodité d'emploi*. On obtient, en cas d'accident foudroyant, une révulsion rapide et sûre, les feuilles de sinapisme Rigollot pouvant être conservées en tous lieux, sous toutes les températures et pendant un temps indéfini, pourvu qu'elles soient placées dans un endroit sec.

Les personnes exposées à des accidents peuvent en porter sur elles. Les voyageurs doivent en avoir toujours dans leur portefeuille.

Pour se servir du sinapisme-Rigollot, il n'y a qu'à l'humecter pendant une demi-minute dans l'eau froide ou modérément chaude avant de l'appliquer.

Faute d'eau, on peut employer l'*urine*. Un officier supérieur, dans une revue au camp de Châlons, frappé d'une congestion cérébrale par l'insolation, a été promptement rappelé à la santé, grâce à une application immédiate de moutarde en feuille humectée avec de l'urine. Cet officier a pu remonter à cheval quelques instants après.

Il ne faut jamais mouiller les sinapismes avec le vinaigre de table, qui les affaiblit singulièrement.

Les sinapismes en feuilles ne laissent jamais de parcelles de moutardes qui occasionnent des brûlures à la peau plus ou moins profondes.

Pour les enfants et les femmes nerveuses qui ne supporteraient que difficilement la cuisson produite par le sinapisme, M. Rigollot a fabriqué des *feuilles dulci-fiées* composées d'un mélange ingénieusement combiné des farines de moutarde noire et blanche. On peut aussi atténuer l'énergie du sinapisme en interposant entre lui et la peau une feuille de papier non collé.

Nous n'énumérerons pas tous les cas dans lequel le sinapisme est indiqué. Nous nous contenterons de dire qu'il n'est pas un trouble général ou local, pas une affection congestive où la révulsion ne doive être invoquée. Dans les douleurs rhumatismales, quel que soit leur siége, dans les sciatiques anciennes, dans les paralysies occasionnées par le froid, on en retire les plus précieux avantages. Dans la suppression des règles, on rétablit au bout de quelques mois le cours du sang. Un petit rond de papier Rigollot, imbibé de salive, appliqué sur les piqûres d'insectes, fait immédiatement disparaître la fluxion ou gonflement. Enfin, dans tous les accidents d'asphyxie dont nous parlons au chapitre des empoisonnements, quelques feuilles de moutarde suffiront pour ranimer les fonctions vitales suspendues.

Vésicatoires.

Lorsqu'il est nécessaire d'obtenir une action révulsive très énergique, on a recours à la *vésication*.

La *vésication* s'obtient le plus communément au moyen de vésicatoires, emplâtres faits avec des cantharides, dont le principe actif, la cantharidine, appliquée sur la peau, produit très rapidement un soulèvement de l'épiderme qui se remplit de sérosité. Ce phénomène s'appelle *vésication*.

VÉSICATOIRES. — Lorsqu'il est nécessaire d'obtenir une révulsion très énergique, on a recours à la *vésication*.

La vésication s'obtient au moyen de *vésicatoires* ou emplâtres faits avec des cantharides, dont le principe actif, la cantharidine, produit rapidement un soulèvement de l'épiderme, qui se remplit de sérosité. Ce phénomène s'appelle vésication.

L'emploi des cantharides en médecine remonte à la plus haute antiquité. Hippocrate en recommande l'emploi.

C'est Archigène, médecin qui vivait à la fin du premier siècle de notre ère, qui paraît avoir découvert l'action si remarquable de ces insectes (Dr Fumouze. Thèse. Paris 1867).

La cantharide appartient à la tribu des méloïdes, famille d'insectes dont les nombreuses espèces jouissent toutes des propriétés vésicantes ; mais la cantharide est celle qui est le plus généralement employée ; on la récolte en Italie, en Sicile, dans les provinces de l'Ukraine et de la Valachie.

En France, elle est très abondante ; comme énergie elle ne le cède en rien à celle des autres pays ; aussi est-il regrettable, comme le fait remarquer M. Fumouze, que nous ayons perdu l'habitude de la récolter.

Les vésicatoires sont un des agents les plus précieux de la thérapeutique. Sous la forme de *vésicatoires volants*, ils peuvent surtout manifester leur puissance pour abréger la durée des maladies qui débutent et qui n'ont point encore altéré la texture profonde des organes, comme dans la fluxion de poitrine à sa première période. Dans les affections qui atteignent les membranes muqueuses et séreuses, leur action est toute mécanique. Ainsi, dans la pleurésie ou épanchement de liquide dans la cavité de la plèvre, les vésicatoires appliqués successivement constituent la base du traitement, et l'épanchement diminue, à l'intérieur au fur et à mesure que les vésicatoires jettent.

Leur usage n'est pas moins utile dans le

traitement des névralgies et des douleurs rhumatismales (Valleix).

On a recommandé l'usage des *vésicatoires permanents* dans presque toutes les maladies chroniques, c'est en effet dans ces maladies qu'ils sont principalement avantageux.

Ainsi, dans les affections du genou et des grandes articulations, dans les affections des organes profonds du ventre (ovaires chez la femme), il ne faut pas hésiter à prolonger l'action spoliative des vésicatoires. Il en est de même dans les accidents de la scrofule qui frappent divers organes, tels que les oreilles (écoulements chroniques), les yeux (ophtalmies rebelles).

Les exutoires ne sont pas moins recommandés dans beaucoup de maladies cutanées qu'il serait souvent dangereux de combattre sans cette précaution. C'est particulièrement, dit Guersant, chez les enfants que ce précepte est applicable. Selon ce médecin, la plupart des dartres et des teignes ne doivent jamais être traitées localement, surtout à cet âge, sans avoir soin d'entretenir pendant quelque temps un exutoire.

Le vésicatoire dont l'effet doit être limité au soulèvement de l'épiderme et à la cicatrisation immédiate de la plaie superficielle qui en résulte, est appelé *vésicatoire volant*.

Celui dont on entretient la suppuration a reçu le nom de *vésicatoire permanent* ou d'exutoire.

Il y a enfin une espèce de vésicatoire que l'on appelle *extemporané*, parce. qu'il permet de dénuder le derme à l'instant.

L'ammoniaque sertà produire ces vésicatoires extemporanés, et voici comment on procède, d'après la formule de M. Darcq de Senay : on verse huit à dix gouttes d'ammoniaque très concentrée dans un verre de montre, on recouvre le liquide d'une petite rondelle de linge et on applique lestement cet appareil sur la peau. Au bout de trente socondes, en général, on obtient une vésication.

On préparait autrefois les vésicatoires en étendant sur un morceau de peau la masse emplastique contenant les cantharides. Mais c'est avec raison que cette préparation n'est plus employée, elle avait en effet l'inconvénient de produire une vésication irrégulière.

Aujourd'hui on se sert, pour produire la vésication, d'une préparation appelée toile vésicante. Un des premiers, M. Albespeyres en a recommandé l'usage et préparé, sous le nom de *vésicatoires d'Albespeyres*, une toile vésicante adhérant parfaitement à la peau et produisant son effet au bout de douze heures au plus : elle se moule très bien sur les parties où l'on veut agir, ce qui est important; mais son plus grand avantage, c'est d'être parfaitement uniforme dans son epaisseur, de telle façon que le soulèvement do l'épiderme se fait également sur toute la surface de l'emplâtre et l'on n'est plus exposé, comme avec les anciens vésicatoires, à trouver, quand on les soulevait, des surfaces à vif et des parties intactes ou à peine rubéfiées. On ne perd plus ainsi, avec un temps précieux, la faculté de combattre le mal au lieu même de son invasion.

Les *vésicatoires volants*, avons-nous dit, sont ceux que l'on doit faire sécher immédiatement. Dans ce cas, on panse généralement la plaie d'une feuille de papier brouillard enduite de cérat, de cold-cream ou de beurre frais. Depuis quelque temps, on emploie pour ce mode de pansements l'ouate que l'on applique sur la plaie et que l'on laisse à demeure jusqu'à ce qu'elle se détache d'elle-même. Ce moyen n'est pas sans présenter de nombreux inconvénients.

Quand on veut entretenir la suppuration de la plaie, c'est à dire quand il s'agit d'établir un *vésicatoire permanent*, il faut appliquer sur celle-ci une feuille de papier épispastique.

L'usage du papier épispastique a été introduit dans la thérapeutique par M. Albespeyres, vers 1817.

Jusqu'à cette époque, le pansement des vésicatoires s'était fait avec des feuilles végétales sur lesquelles on étendait une couche de pommade; selon que cette couche était plus ou moins épaisse, le vésicatoire était plus ou moins excité; mais comme il n'est pas de main assez habile pour étaler chaque jour régulièrement la même quantité de pommade, il en résultait pour le malade tantôt une surexcitation qui lui occasionnait de vives douleurs, tantôt, au contraire, l'inertie complète de l'exutoire, ce qui n'avait pas de moins graves inconvénients. Pour tous ces faits, le papier épispastique fut introduit dans la thérapeutique et, petit à petit, ce produit a fait rejeter tous les vieux modes de pansement vicieux et douloureux.

Pour répondre à tous les besoins, M. Albespeyres a donné à son papier quatre degrés de force, désignés par n° 1 faible, n° 1, n° 2, n° 3.

Le n° 1 faible, à peine enduit de pommade, le moins fort de tous, convient aux personnes très irritables et aux enfants;

Le n° 1, un peu plus chargé, est ordonné aux personnes dont les vésicatoires vont bien;

Le n° 2 est employé par les personnes dont les vésicatoires rendent peu et ont besoin d'être excités;

Le n° 3, plus actif, ne sert que dans le cas où les vésicatoires ont de la tendance à se fermer.

Le *papier épispastique d'Albespeyres* est, avec raison, recommandé par les médecins et les chirurgiens.

En effet : 1° il entretient à lui seul une suppuration abondante et uniforme, sans douleur, rougeur, ni inflammation à la peau ou aux parties dénudées ; 2° il empêche la 1ormation de fausses membranes et des pellicules blanches qui s'opposent souvent à la suppuration : les surfaces dénudées sont constamment d'un beau rouge, lisses et sans excroissances charnues ; 3° il ne porte aucune irritation sur les voies urinaires, et convient par conséquent beaucoup aux personnes nerveuses et irritables ; 4° il n'exale aucune odeur désagréable, et offre par là les avantages d'une extrême propreté ; 5° ce papier très fin, souple, transparent, très doux, adhère aux bords du vésicatoire, ne se déplace jamais, et ne perd pas sa forme et sa souplesse en restant sur la surface en suppuration. Avec cette préparation, on peut se panser soi-même facilement.

Manière de panser un vésicatoire. — On donne à la feuille du papier la forme du vésicatoire, la coupant en deux au besoin, et on l'applique sur la plaie par le côté le plus brillant (sans employer ni beurre, ni pommade, ni poirée). Si le vésicatoire est plus grand que la feuille, on en met deux, l'une à côté de l'autre ; puis, on met pardessus une compresse (compresse d'Albespeyres), et l'on maintient le tout par un bandage. Le premier pansement qui suit la levée d'un vésicatoire se fait avec du beurrre, tous les autres avec du papier seulement. Il faut avoir soin de ne pas trop serrer le pansement, sans quoi la circulation du sang étant gênée, il pourrait en résulter de l'inflammation, des bourrelets de chair etc.

Il arrive quelquefois que le vésicatoire s'irrite sans cause apparente et se recouvre même d'une espèce de couenne; cela tient le plus souvent à des dérangements dans les fonctions naturelles, aux changements de saison, etc.; il faut alors mettre quelques cataplasmes émollients (farine de lin, mie de pain) à nu ou entre deux linges, et panser avec un papier moins actif. Si, au contraire, il y a atonie, il faut employer un papier plus fort; quelquefois 'il sera bon d'alterner avec deux papiers de force différente. Il faut éponger avec une compresse l'humeur qui est sur la plaie, en essuyer les bords, et laver le moins souvent possible.

On ne doit jamais laisser sécher l'humeur dans la compresse : il faut donc faire deux pansements par jour (matin et soir). Si la sécrétion est abondante, on mettra plusieurs compresses à la fois, et les pansements seront portés à trois par jour. Les pansements trop distancés occasionnent des démangeaisons, agacent la plaie par l'àcreté de l'humeur, et peuvent même faire fermer l'exutoire.

Il faut être prévenu, lorsqu'on met un vésicatoire, que la cantharide peut avoir une action spéciale sur la vessie, très variable selon les sujets qui sont plus ou moins impressionables. En effet, quelques heures après l'application de l'emplâtre, on voit les urines devenir rares, chargées, et leur émission est quelquefois très douloureuse. Pour parer à ces inconvénients, on ajoute du camphre sur le vésicatoire, on applique un cataplasme sur le bas-ventre et ces symptômes cèdent promptement.

Les *cautères* sont également du domaine de la révulsion. L'usage des cautères est fort ancien et malheureusement on tend à le laisser tomber en désuétude, bien que les médecins éclairés continuent à en tirer profit dans nombre de cas. Les cautères, employés à propos, sont du plus grand secours dans le traitement des affections chroniques, dans celles de la moelle principalement.

Les *cautères* sont également du domaine de la révulsion. L'usage des cautères est fort ancien et malheureusement on tend à le laisser tomber en désuétude, bien que les médecins éclairés continuent à entirer profit dans nombre de cas. Les cautères employés à propos, sont du plus grand secours dans le traitement des affections chroniques, dans celles de la moelle principalement.

c. **SAIGNÉES.**

On faisait autrefois tant d'abus des sai-gnées que l'on peut dire à juste titre que des générations tout entières ont péri sous la lancette. Il fut une époque où tout le monde pratiquait ou conseillait la sai-gnée, et jamais le médecin ne s'avisait de contredire ce jugement, lorsqu'on daignait le consulter. Pas une femme ne traversait une grossesse sans tendre plusieurs fois son bras à la sage-femme, pas un ami de la bonne chère ne se fleurissait le teint, sans aller scrupuleusement se faire ouvrir la veine au moins une fois l'an. C'était quelquefois de la simple prudence, comme dans des cas tels que ceux-là : mais com-ment ne pas donner une parole de regret à ces pauvres malades atteints d'affections chroniques et qui, n'étant pas même en état de fournir à leur chaleur vitale la dose nécessaire de combustible, se voyaient spoliés par la lancette et mouraient ex-sangues, à la grande approbation de la Faculté, il est vrai, mais toujours assez affaiblis pour ne pas pouvoir récriminer.

Aujourd'hui, bien loin d'enlever du sang aux malades, on s'applique à leur en donner, et on ne pratique des saignées que lorsqu'il y a urgence d'agir vite, et nécessité de ne point bâiller aux théories et aux doctrines.

Les *saignées locales*, ou celles que l'on obtient par les ventouses scarifiées, les sangsues, etc., sont au contraire en grand usage. Elles constituent un moyen de révulsion des plus prompts, des plus énergiques et s'adressent directement à la congestion sanguine locale. Ainsi, dans certaines affections profondes de l'œil, des ventouses appliquées à la région temporale suffisent à sauver l'organe. Après les grandes contusions, l'application de ventouses ou de sangsues sur la partie malade, arrêtent l'épanchement sanguin ou facilitent la résorption.

Les *sangsues* sont des animaux de la famille des *hirudinées*. Elles sont, à une de leurs extrémités, pourvues de dents qui font à la peau des plaies de forme triangulaire ; on trouve ensuite un appareil à succion destiné à aspirer le sang. Toutes les sangsues peuvent être employées. Les meilleures sont les vertes et les grises, et se trouvent en Turquie et en Bohême. D'après Moquin Taudon, une sangsue de petite taille peut absorber 2 grammes 70 de sang.

Il faut avoir soin de ne pas placer les

sangsues sur le trajet des gros vaisseaux apparents, sous peine d'exposer le malade àde graves hémorragies.

Les sangsues peuvent servir plusieurs fois, à moins qu'on en ait fait usage pour des maladies contagieuses.

Pour appliquer les sangsues, on lave la peau avec de l'eau chaude et on la rase si elle est couverte de poils ; puis on place les sangsues sous un verre renversé et on attend qu'elles mordent ; si elles ne sont pas assez actives on les stimule en mettant une goutte de vinaigre dans le fond du verre.

Il est inutile de laver la peau avec de l'eau sucrée, de placer les sangsues dans une pomme creusée, etc.

Pour les faire saigner, on applique sur les piqûres des cataplasmes chauds de farine de lin pendant le temps indiqué.

Lorsqu'une morsure de sangsue donne lieu à un écoulement de sang difficile à arrêter, il suffit d'appliquer sur la piqûre une petite mouche d'amadou sèche ou imbibée de perchlorure de fer, ou de cautériser cette piqûre avec la pierre infernale.

Il ne faut jamais confier à une main inexpérimentée l'application d'une sangsue dans la bouche (gencives, etc.), car on a vu quelquefois ces animaux aller se blottir dans le fond de la gorge et piquer des vaisseaux, occasionnant ainsi des hé-

morragies très graves. Ce sont ces sortes
d'hémorragies que l'on observe en Afri-
que, chez les soldats qui boivent l'eau des
marécages dans lesquels nagent de petites
sangsues imperceptibles et qui se fixent
dans leur gosier.

d. VACCINE.

La vaccination est l'opération qui consiste à introduire sous la peau un instrument piquant (lancette ou aiguille), préalablement chargé d'un virus spécial appelé
vaccin, virus qui a pour propriété de préserver de la variole.

La vaccine préserve de la variole, il n'y
a plus de doute à émettre sur cette question; — qu'il nous suffise de rappeler ici,
qu'au temps de Louis XIV, en France, un
dix-neuvième de la population était vic-
time de cette horrible maladie.

La propagation de la vaccine n'a pas
donné naissance à certaines maladies.
comme on a voulu le prétendre à propos
de l'étiologie de la fièvre typhoïde. Ce sont
là des allégations dont on ne peut trouver
la source que dans l'ignorance ou la mauvaise foi.

On peut inoculer le vaccin sur toutes les
parties du corps. On a maintenant cou-

tume de vacciner les petites filles à la partie extrême des cuisses, ce qui évite des cicatrices qui, plus tard, nuisent à la beauté des bras.

Le procédé communément employé pour vacciner est la piqûre avec une lancette ou avec une aiguille.

Le vaccin doit autant que possible être porté de bras à bras ; sinon on le conserve dans un tube ou entre deux plaques de verre, et s'il est desséché, on l'humecte légèrement au moment de l'employer.

Une seule piqûre peut suffire pour vacciner un individu. Il est plus sûr d'en pratiquer plusieurs.

On peut vacciner les enfants à tout âge et en toute saison. L'âge le plus propice est à deux ou trois mois.

La vaccine réussit aussi bien chez les vieillards que chez les enfants. Le vaccin est bon à prendre dans les pustules du septième au neuvième jour.

On ne saurait trop s'élever contre ce préjugé, trop répandu et reposant autant sur l'ignorance que sur l'égoïsme, *qu'il est nuisible à l'enfant et à l'évolution de son vaccin d'ouvrir les pustules afin de prendre du vaccin pour vacciner d'autres sujets.* Cette opération n'est pas douloureuse et souvent même elle favorise la guérison des pustules vaccinales, dont les

cro ûtes ne se détachent que du **vingt-cin-**
quième au trentième jour.

Il est prudent de se faire revacciner tous
les sept ans.

Lorsque les enfants sont atteints de tumeurs érectiles (envies, taches de lie de
vin), il faut avoir soin *de faire pratiquer
la vaccine sur ces taches* ou tumeurs ; —
on les guérit et on inocule le vaccin, ce
qui est un double avantage.

Les enfants vaccinés ne sont astreints à
aucune précaution spéciale et il ne faut
rien changer à leur genre de vie.

L'inoculation d'une maladie contagieuse
par la voie du vaccin n'est possible que
lorsqu'avec le vaccin on vient à inoculer
le sang de l'individu vaccinifère (Viennois
Arc. Médec. 1860).

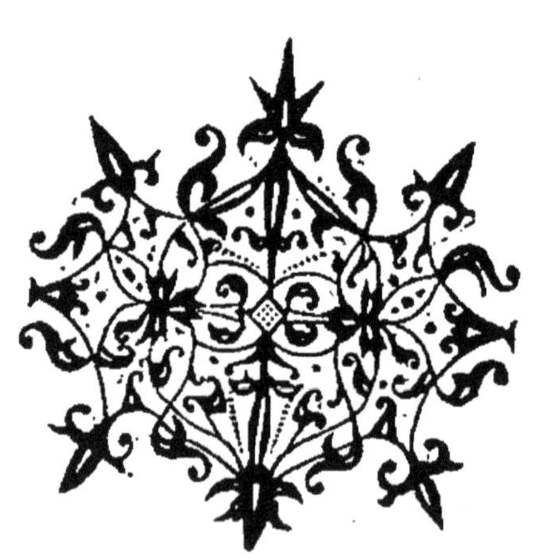

Cinquième Partie

ART DENTAIRE

La dent se compose d'une couronne, d'une
acine, d'un collet qui unit la couronne à la
cine. La couronne est extérieure et recou-
erte d'une couche d'émail. La racine est
chée dans une cavité de l'os maxillaire que
'on nomme *alvéole*. Elle est recouverte d'une
ouche de *cément*.

L'ivoire est situé au-dessous de l'émail, il
st d'une grande dureté et enveloppe com-
létement la pulpe dentaire.

L'évolution des dents se fait chez l'homme
trois séries successives : la première évo-
tion donne naissance aux dents de lait ; la

seconde dentition se fait entre la septième et la treizième année; enfin, de dix-huit à vingt-cinq ans apparaissent les dents de sagesse.

Vices de conformation des dents

Les dents manquent quelquefois en totalité ou en partie. Les cas dans lesquels on a observé l'absence complète d'évolution dentaire ne sont pas très rares. Quelquefois plusieurs dents sont réunies et comme soudées entre elles de façon à ne paraître en former qu'une seule. Ces vices de conformation portent le plus souvent sur les racines qui sont longues, recourbées en crochets et fixées si profondément dans l'alvéole que l'arrachement de la dent devient très pénible. C'est ce que l'on appelle communément la dent *barrée*, dont l'extraction entraîne la plupart du temps la fracture de l'alvéole.

Les dents sont souvent implantées et poussent dans une direction vicieuse, soit qu'elles sont trop écartées les unes des autres, soit qu'elles poussent au contraire resserrées dans un trop petit espace.

C'est pendant l'évolution de la seconde dentition, entre sept et douze ans, que la bouche des enfants doit être l'objet de la plus grande sollicitude, car c'est à ce moment que l'intervention de l'art du dentiste obtient ses plûs beaux et ses plus faciles succès. Les maxillaires cèdent alors facilement aux efforts habilement dirigés. On agit sur les dents déplacées au moyen de plaques de platine qui prennent leur point d'appui sur les dents voisines, au moyen de fils métalliques, de lames de caoutchouc ou de petites fiches de bois poreux que l'on place dans les intervalles des dents.

Accidents qui accompagnent chez les enfants l'éruption des dents

Nous ne parlerons que brièvement de ces accidents. Ce chapitre appartenant plus spécialement au livre des maladies de l'enfance qui doit prochainement suivre celui-ci.

On sait que souvent la bouche des petits enfants, pendant le travail de leur première dentition, se couvre d'aphtes, que l'on combattra en leur badigeonnant trois fois par jour avec un mélange de miel rosat (deux cuillères à bouche) et de chlorate de potasse en poudre (une cuillère à café).

La *fièvre dentaire* accompagne souvent ces symptômes qui peuvent se compliquer quelquefois de *convulsions*.

On remarque aussi fréquemment pendant cette période, des ophtalmies, des éruptions à la peau, des inflammations d'intestins suivies de diarrhée et des enflammations des bronches suivies d'une toux, que les mères quelque peu expérimentées savent bien reconnaître.

Il ne faut jamais arrêter la diarrhée des enfants pendant le cours de la dentition. — Ceci soit dit en passant.

Les *convulsions dentaires* s'observent surtout chez les enfants nerveux. Ces convulsions peuvent se produire quelques jours avant l'apparition des dents tout aussi bien que pendant leur évolution. L'accès a toujours un début brusque. Les contractions convulsives peuvent rester limitées aux muscles des yeux et de la face, mais elles peuvent s'étendre aux membres supérieurs, au tronc, et même aux membres inférieurs. Tantôt il n'y a qu'un seul accès, tantôt il y en a plusieurs ne laissant entre eux qu'un court intervalle. L'intelligence peut reparaître lorsque les convulsions ont cessé, mais lorsqu'il y a eu plusieurs accès successifs et surtout qu'ils ont présenté une certaine gravité, les enfants restent assoupis, affaissés; plus tard ils peuvent même rester idiots, paralysés d'un membre, ou privés d'un ou plusieurs sens.

Quant aux traitements conseillés, ils ont été nombreux.

Nous rejetons tout d'abord cette pratique populaire qui consiste à entonner une poignée de sel de cuisine dans la bouche de l'enfant. Cette mesure barbare ne peut qu'activer les convulsions ou produire des accidents d'asphyxie.

Il ne faut pas non plus jeter d'eau froide à la tête des enfants. Quant aux applications de sangsues et même de simples sinapismes, on ne devra jamais en faire usage sans l'avis du médecin et seulement dans les cas de congestion violente de la face. L'incision du bourrelet des gencives est pratiquée par les uns et rejetée par les autres. Elle est au moins inoffensive et ne cause pas de douleur à l'enfant, elle pourra donc être tentée. C'est plutôt en se conformant aux règles d'une bonne hygiène et en soumettant les enfants à une sage alimentation que l'on arrive à les préserver des terribles accidents que nous venons de signaler. Les troubles qui accompagnent l'évolution des dents sont soumis à un état particulier dans lequel se trouve l'enfant à ce moment, ils sont en quelque sorte la conséquence de son mouvement d'accroissement.

L'apparition des premières dents est toujours accompagnée de symptômes de déperdition qui tendent à affaiblir l'enfant, tels qu'un écoulement abondant de salive, une diarrhée, quelquefois très rebelle, des phénomènes nerveux qui l'épuisent et troublent son sommeil, et tout cela au moment où le pauvre petit être a le plus besoin de ses matériaux de construction pour faire ses muscles, ses os, ses *dents*. Surveillez donc son alimentation pendant cette période et veillez à remédier à cette spoliation, surtout si vous avez à faire à un enfant dont le développement est tardif. Les accidents sont rares chez les enfants pourvus d'une bonne nourrice ou soumis à un régime alimentaire riche en principes nutritifs comme celui que l'on obtient au moyen de la farine lactée de Nestlé. Les seuls médicaments qui seront donnés utilement devront être des médicaments réparateurs ou pour mieux dire alimentaires. C'est ce qu'a bien compris M. Christen dans la préparation de son sirop de dentition, et là est tout le secret de sa découverte. Il ne s'agit pas de calmer seulement la douleur qui survient pendant le travail de la dentition. C'est le seul résultat que l'on obtienne avec le sirop de Delabarre et autres préparations.

Il faut la prévenir en facilitant le développement des dents, et l'on est sûr ainsi d'éviter des accidents d'un ordre plus grave. Le phosphate de chaux est la base du sirop de dentition de Christen ; il est dosé de façon à pouvoir être donné utilement aux enfants du premier âge dont il favorise également la croissance en corrigeant les vices scrofuleux ou rachitiques dont ils pourraient être entachés.

Lésions organiques des dents

La carie des dents est la seule affection qui doive nous intéresser ici. C'est *une mort, une gangrène* des parties constitutives de la dent qui sont détruites dans un espace plus ou moins grand.

Les causes qui occasionnent la carie des dents sont nombreuses.

Lorsque l'ivoire qui recouvre la dent est fendu ou éclaté en un point quelconque, la dent découverte est fatalement vouée à la carie.

Les sucres, le cidre, l'acide carbonique peuvent causer la carie d'une dent tout entière.

L'alun, les acides oxaliques (sel d'oseille) attaquent exclusivement l'émail des dents.

L'acide acétique (vinaigre), l'acide tartrique, le tannin altèrent spécialement l'ivoire et l'os proprement dit de la dent.

Le sel et les principes alcalins comme ceux que renferment les eaux minérales, n'ont aucune action fâcheuse sur les dents.

Comme on le voit, la plupart des principes qui altèrent les dents sont portés journellement dans la bouche par la nécessité de l'alimentation. Mais pour qu'ils puisent agir, il leur faut un contact assez prolongé dans les interstices dentaires. Les soins de propreté sont donc le meilleur moyen préservatif de la carie.

Opérations qui se pratiquent sur les dents

a) *Nettoyage des dents*. — Cette opération a pour but de débarrasser la surface des dents des taches ou des tartres qui s'y déposent. Le nettoyage des dents et l'exploration souvent répétée de la bouche sont la base de l'hygiène dentaire et la seule garantie sérieuse de conservation.

b) *Limage des dents*. — Lorsque l'on veut effacer un point de carie, séparer deux dents contiguës, adoucir un angle ou supprimer une saillie quelconque, on lime les dents.

Souvent les dentistes ont l'habitude de cautériser au fer rouge la partie limée ; ils détruisent ainsi la sensibilité de la dent et favorisent la cicatrisation de la partie enlevée.

Le limage d'une dent qui commence à se carier ne doit jamais être négligé.

c) *Obturation des dents*. - Cette opération a été longtemps désignée sous le nom de *plombage*, le plomb entrant dans la composition de presque tous les amalgames dont on faisait usage.

On emploie maintenant le plus ordinairement l'or en feuilles (aurification). Cet or est chimiquement pur, inaltérable, très dur, surtout si le praticien, avant d'introduire et de fouler la feuille d'or dans la carie, a la précaution de lui faire traverser rapidement la flamme d'une lampe à alcool pour recuire le métal.

Avant d'être obturée, la dent doit être pansée plusieurs fois avec un grand soin pour ne pas laisser dans les anfractuosités de la partie malade des matières qui continueraient à fermenter et entretiendraient la carie.

Les divers amalgames usités par les dentistes sont l'argent, l'étain ou le zinc unis au mercure. On se sert aussi de différents ciments.

Il ne faut jamais hésiter à faire pratiquer l'obturation d'une dent cariée, même si l'opération doit être renouvelée plusieurs fois.

Après l'obturation, non-seulement la douleur cesse, la carie ne fait plus de progrès, mais encore les couches d'ivoire malade se cicatrisent, elles augmentent de dureté et consolident la dent.

Arrachement des dents

Lorsqu'une dent ne peut être sauvée, elle doit être arrachée ; de même qu'il ne faut jamais laisser abandonnées dans les alvéoles des débris de racines vulgairement appelés *chicots*, qui deviennent souvent le point de départ de périostites, d'ostéites et de carie du maxillaire. Les abcès qui s'ensuivent s'ouvrent au dehors et constituent des difformités très fâcheuses et malheureusement trop fréquentes.

On devra se résoudre à subir l'opération de l'arrachement des dents, d'autant plus facilement que presque tous les dentistes ont maintenant à leur disposition des moyens ab-.olument inoffensifs pour supprimer la. doueur. — Le protoxyde d'azote est l'agent anesthésique le plus ordinairement employé et le moins dangereux.

Souvent, lorsque l'extraction d'une dent a été résolue et que le malade est depuis plusieurs jours en proie à une fluxion, on hésite à faire enlever la dent avant que le gonflement ait totalement disparu. C'est là une erreur. Plus on enlèvera rapidement la dent, cause du mal, plus vite le mal disparaîtra et on ne donnera pas le temps à l'inflammation de se propager et d'occasionner des abcès comme ceux dont nous avons parlé plus haut.

Il n'est pas nécessaire qu'une dent soit malade pour entraîner son extraction. L'homme de l'art est souvent obligé, dans les dispositions vicieuses des dents, d'en enlever une ou plusieurs pour faire place aux autres et assurer leur alignement.

Douleurs de dents ou névralgies dentaires

Lorsque les névralgies du nerf dentaire dépendent d'une cause étrangère aux dents, ce qui arrive fréquemment, leur traitement ressort des soins à donner dans les affections nerveuses et nous ne pouvons en aborder ici l'historique ; mais, dans bien des cas, l'origine de la douleur siége dans la bouche.

Au moment où elles se font jour, à leur naissance, les dents ne *percent* qu'au prix des douleurs les plus intolérables, et c'est encore dans ce cas-là que le sirop de Labane devient un consolant auxiliaire. L'évolution des dents de sagesse est aussi accompagnée de névralgies qui s'étendent parfois dans toute la face. Enfin, les dents cariées sont une cause incessante des douleurs que tout le monde a ressenties, soit que le travail de destruction soit en marche, soit que l'impression d'un corps dur, chaud ou froid, soit venu réveiller leur sensibilité engourdie.

Un nombre infini de moyens ont été préconisés pour calmer les douleurs de dents. Les préparations calmantes, à base de laudanum, de chloroforme, les caustiques comme les créosotes, les essences comme celle de girofle, ne donnent que des soulagements toujours insuffisants. Il n'y a que l'intervention du dentiste qui puisse être d'une utilité réelle. Dans bien des cas, la douleur cesse brusquement devant la cautérisation au fer rouge de la partie malade. Cette cautérisation doit être énergique, profonde, la douleur qu'elle occasionne est vive, mais de courte durée.

Un moyen nous a quelquefois réussi pour calmer des névralgies dentaires. Il consiste à faire un cataplasme composé de feuilles de datura stramonium mélangées avec 300 grammes de farine de lin que l'on maintient appliqué sur la joue pendant quatre heures, en ayant soin de recouvrir le cataplasme d'ouate et de taffetas gommé.

La prothèse dentaire

La prothèse dentaire est cette partie de l'art dentaire qui a pour but de remplacer les parties absentes. On a fait un grand progrès dans cette voie pendant les dernières années, progrès dont on doit constater les heureux résultats tant au point de vue de l'ornementation physique que de la conservation de la santé générale. En effet, lorsque les dents manquent, la mastication ne se fait pas, et par suite la digestion est incomplète. Les aliments arrivent dans l'estomac insuffisamment divisés, non imprégnés de salive, les matières féculentes ne sont pas digérées, de là les dyspepsies, les gastrites et quelquefois les maladies les plus graves de l'estomac. L'application d'un ratelier guérit quelquefois des affections qui avaient résisté aux traitements les plus variés, les plus consciencieux, et aux voyages les plus éloignés dans les stations thermales.

Nous nous bornerons ici à ajouter un conseil, c'est que les pièces artificielles pour être utiles et remplacer les dents dans leur rôle physiologique, doivent être confiées à un ouvrier habile.

HYGIÈNE DENTAIRE

Le rôle que jouent les dents dans notre existence est tel que l'on ne saurait trop veiller à leur conservation. Sans elles, il n'existe ni vraie beauté ni bonne digestion, et cependant, les soins hygiéniques qu'elles réclament sont le plus souvent négligés. Que de choses on aurait à dire sur ce sujet, sur la paresse de l'homme, sur sa propreté apparente et sur sa malpropreté réelle, sur son ignorance, sur son insouciance et même sur ses préjugés. L'hygiène dentaire réclamant des soins quotidiens et même constants, n'est pas à la portée de toutes les intelligences. (Ch. Sarazin).

Le premier inconvénient qui s'offre lorsque les dents ne sont pas soignées, c'est l'accumulation de *tartre* qui comble leurs interstices, encroûte la base de la couronne et décolle parfois les gencives. Ce tartre se colore en brun et en noir sous l'influence de la fumée de tabac, et un cryptogame qu'il renferme lui donne quelquefois une teinte verte. Le tartre est formé par les sels calcaires contenus dans la salive; son action est pernicieuse, surtout sur les gencives qui se décollent, s'enflamment et se couvrent d'ulcérations saignantes.

La *carie* est la cause principale de la destruction des dents; lorsque l'émail a éclaté, la dent est exposée sans défense aux agents destructeurs qui produisent la carie. Aussi, faut-il éviter avec soin de briser avec ses dents des corps durs, des noyaux de fruits, etc., etc.

L'émail peut également être altéré par des substances contenues dans les aliments ; on doit les enlever de la bouche avant qu'elles aient eu le temps de se putréfier et de fermenter entre les interstices et dans les cavités des dents. On arrive à ce résultat en se rinçant la bouche *matin et soir*. Les bols d'eau tiède parfumée, servis après chaque repas, répondent bien aux règles d'une saine hygiène ; et c'est par suite d'un préjugé, et il est regrettable, qu'ils ne sont pas d'un usage plus répandu.

Il ne faut pas seulement se laver la bouche, il faut encore se brosser les dents. La *brosse* à dent doit être douce; trop dure, elle finit par user l'émail et par irriter les gencives. Il faut se frotter les dents *dans tous les sens*, de haut en bas, sur leur face interne.

Préparations dentifrices. — Poudres, Elixirs

De ce court exposé que nous venons de faire sur l'importance des soins à donner aux dents, il résulte qu'il ne faut point user inconsidérément du premier dentifrice venu.

Les poudres dentifrices ont pour but de polir légèrement l'émail des dents. Il faut surtout éviter qu'elles contiennent des principes acides ou de l'alun. Cette substance décape l'émail et blanchit rapidement les dents, mais elle prépare de loin leur carie en en altérant l'émail. Les opiats présentent l'inconvénient de séjourner entre les interstices des dents, et pour peu qu'ils soient acides, les dents sont vouées à une mortification prochaine. Il faut les rejeter. Quant aux poudres contenant du charbon, elles sont sales et désagréables à employer, et leur pouvoir désinfectant ne peut être comparé à celui de certains élixirs comme celui du Dr John d'Oyley-Evans, par exemple.

Cette préparation, à côté des qualités qu
doit remplir une eau dentifrice, jouit de pro
priétés antiscorbutiques réelles : elle est une
des plus efficaces que l'on ait observées pour
combattre l'état inflammatoire des gencives,
de la bouche et du larynx, lorsqu'on l'emploie
en gargarisme à la dose de quelques gouttes
dans un verre d'eau tiède ; de même que si
l'on veut calmer les douleurs causées par les
maux de dents, il suffit d'en imbiber une
petite boulette de coton que l'on introduit
dans la dent malade. En un mot, l'eau
du Dr John d'Oyley-Evans répond à toutes
les indications de l'hygiène et de la thérapeutique dentaire, tout en réunissant les propriétés qui conviennent à une bonne préparation de parfumerie. Ajoutons qu'elle est indispensable aux personnes qui portent une
ou plusieurs dents artificielles.

La poudre du Dr John d'Oyley-Evans est à
la fois anti-acide, absorbante et tonifiante ;
de là, point de caries, point de dépôt de tartre
sur l'émail et pas d'inflammation des gencives.

L'eau dont on se sert pour se laver la bouche ne doit être ni trop froide ni trop chaude ;
trop froide, elle produit une impression pénible et peut devenir le point de départ d'une
névralgie ; trop chaude, elle fait éclater l'é-
mail comme le verre dans lequel on la sert.
D'après Suerzen, l'usage du thé et des pota-

ges pris bouillants expliquerait la fréquence des caries chez les peuples du Nord.

Les dents sont plus ou moins parfaites d'après les races.

Les habitudes culinaires ont aussi une grande influence sur le développement des maux de dents ; les mets acides, la bière y prédisposent. Un estomac délabré, digérant mal, appartient toujours à un sujet pourvu de mauvaises dents.

Il faut donc se faire souvent visiter la bouche et pousser jusqu'à l'excès le soin de cette région devant la fréquence des accidents dont nous venons de parler, et surtout ne faire usage que des préparations dentifrices dont la composition repose sur les données de l'hygiène et de la thérapeutique dentaires.

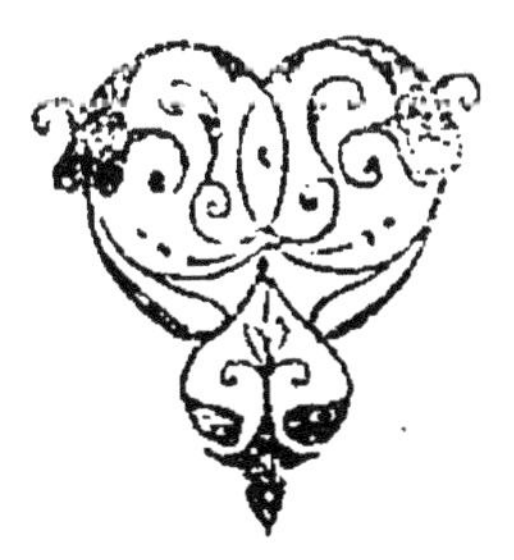

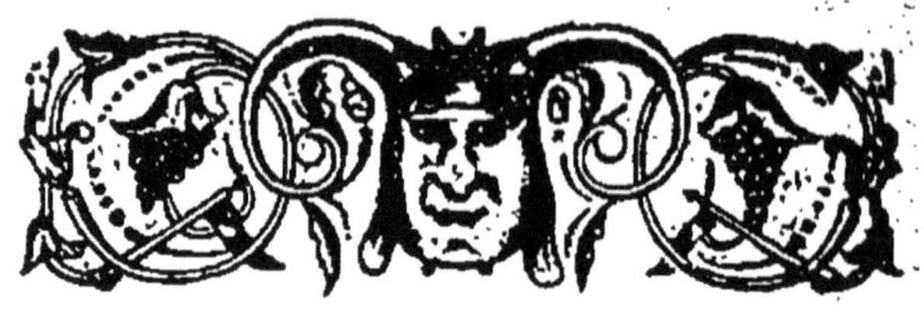

TABLE

PREMIÈRE PARTIE

DES TOPIQUES

§ I. — TOPIQUES MOUS

§ II. — TOPIQUES LIQUIDES

DEUXIÈME PARTIE

DES PANSEMENTS

TROISIÈME PARTIE

BANDAGES ET APPAREILS

QUATRIÈME PARTIE

DES PETITES OPÉRATIONS

CINQUIÈME PARTIE

Paris. Imprimerie Alcan-Lévy, 61, rue de Lafayette.